女人爱自己

让自己更年轻 打扮好自己

黄梦瑶／著

黑龙江科学技术出版社

图书在版编目（CIP）数据

让自己更年轻，打扮好自己 / 黄梦瑶著. -- 哈尔滨：黑龙江科学技术出版社, 2016.2
（女人爱自己）
ISBN 978-7-5388-8686-3

Ⅰ.①让… Ⅱ.①黄… Ⅲ.①女性—抗衰老—基本知识 Ⅳ.①R173

中国版本图书馆CIP数据核字（2015）第312339号

让自己更年轻，打扮好自己
RANG ZIJI GENG NIANQING, DABAN HAO ZIJI

作　　者　黄梦瑶
责任编辑　刘　杨
封面设计　刘春霞
出　　版　黑龙江科学技术出版社
地址：哈尔滨市南岗区建设街41号　邮编：150001
电话：（0451）53642106　传真：（0451）53642143
网址：www.lkcbs.cn　www.lkpub.cn
发　　行　全国新华书店
印　　刷　北京嘉业印刷厂
开　　本　710 mm × 1000 mm　1/16
印　　张　16.25
字　　数　220千字
版　　次　2016年3月第1版　2016年3月第1次印刷
书　　号　ISBN 978-7-5388-8686-3/Z · 1296
定　　价　36.00元

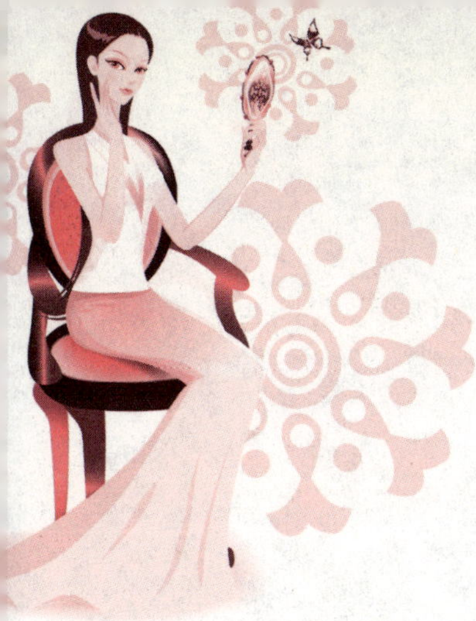

前 言

每个女人都渴望青春靓丽

无论是谁，都不能忍受自己的衰老。女人都希望自己永远年轻有魅力，没有哪一个女人能忍受粗糙的皮肤和鸡爪一样的糙手；没有哪一个女人能对自己的日渐邋遢坐视不理。女人就像鲜花，岁月就像雨露，雨露是滋润鲜花的，女人却要和岁月赛跑。

岁月是女人最大的天敌。无论你是美还是丑，是富有还是贫穷，都会慢慢地变老。尽管这也是一种成熟，但没有几个女人愿意接受这种成熟。女人容易衰老，固然有先天的因素，但衰老的程度与速度则取决于女人是否善于保养自己。

青春永驻、红颜不老，是女人们的永恒追求。从古至今，女人似乎比男人更怕衰老，当发现自己脸上第一条皱纹的时候，那种惴惴不安的感觉对于每一个女人来说都是刻骨铭心的。事实上，对青春的呵护，应该是每个女人一生必修的功课。

本书专为想留住青春、留住美的女性量身打造，从10个方面着手，帮你留住靓丽的容颜、秀美的青春。

现在，《女人爱自己：让自己更年轻，打扮好自己》诞生了，女性朋友们面对日渐老去的容颜再也不会束手无策了，翻开本书，让自己年轻10岁吧！

目 录

CONTENTS

第一章

每个女人都是“化妆艺术家”——化妆点燃女人年轻的激情

第二章

皮肤是女人最美丽的“外衣”——塑造年轻靓丽的完美肌肤

第三章

女人，要穿出自己的美——完美的服饰搭配是美丽的源泉

第四章

魅力女人，够时尚，有品位——做个年轻10岁的俏丽女郎

第五章

气血好，女人容颜才不老——年轻美丽的气血养生法

第六章

拒绝衰老，让“毒素”靠边站——打造健康无毒新生活

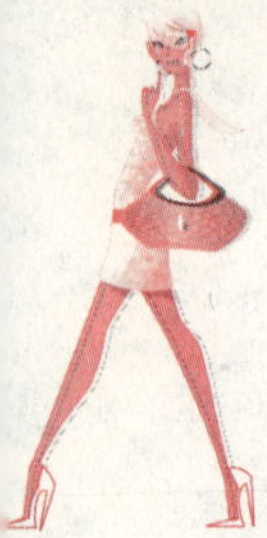

第七章

运动，让女人释放持久活力——运动让你和衰老说再见

第八章

曼妙好身材，秀出你的美丽——年轻美丽的体态从瘦身开始

第九章

好习惯，让女人健康又靓丽——好习惯是美丽的良药，坏习惯是毒药

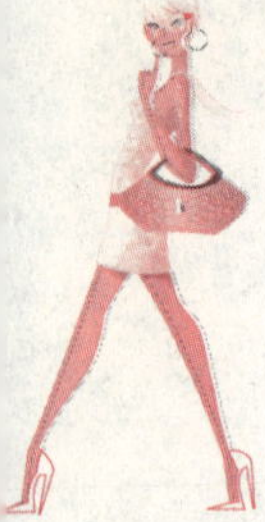

第一章

每个女人都是“化妆艺术家”

——化妆点燃女人年轻的激情

正如亚里士多德所说，艺术就是“弥补自然的缺陷”。在梳妆台前，每一个女人都有机会当一名艺术家。作为一名化妆艺术家，你必须记住，你的作品，就是你的脸孔。

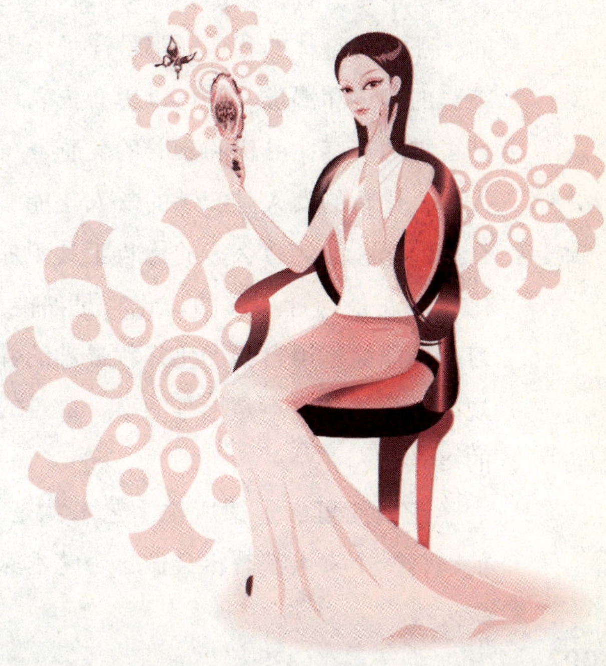

化妆，女人必备的生活技能

化妆能使人美丽，这是众所周知的事实。许多女孩子都是用化妆来“武装”自己的。

据统计，美国女性每年购买化妆品约花费300亿美元；在日本，一位女性平均一生所要使用的基本化妆品中，化妆水为980升，各类霜膏为150千克，乳液为125升，口红400克。以上这组数字，足以令男人大吃一惊。那么，女人为什么要化妆呢？答案当然是为了追求美丽。

化妆是值得女人学习和研究的一件事情。女人的品位不单是出自美丽的眼睛和光滑细腻的皮肤，而且出自整体的妆容效果。眼睛和皮肤的美丽常常是一目了然的，而好的妆容是女人用智慧和修养精雕细刻出来的。那份与身体的和谐，那份洋溢于周身的风采和丰韵，那份内心世界精彩的描述和渴求，是可以用心去表现的。通常好的妆容所表达的美，是视觉的美感，品位和素养的美感。可以说，爱化妆的女人是积极的女人，会化妆的女人是智慧的女人。能够化好妆，并不是件容易的事。那么多的化妆品，那么多的化妆工具，那么多的化妆色彩，仅仅知道一些化妆方法是远远不够的，化妆是熟能生巧的技艺，你得花一些时间练习，才能够运用自如。化好妆最难的并不是技巧，技巧可以练，学会常规的化妆技巧也不是很难的事，最难的是什么呢？是审美，是审美能力的培养。

正如亚里士多德所说，艺术就是“弥补自然的缺欠”。在梳妆台前，每一个女人都有机会做一个艺术家。作为一名化妆艺术家，你必须记住，每一件作品，即每一张脸孔，都是独一无二的。如果你想追求理想的面容而掩饰自己，你就弄错了。你应该化出自己特有的面容，这样，无论谁见到你，不仅会获得美的享受，而且有发现的乐趣。

你应该将你脸上那些不合标准的部分视作你真正的财富，不可设法改变它们。顺着你的鼻子画上暗色的条纹并不会真正使你的鼻子看起来狭长，眼角边儿描上延长线也不会使你的眼睛显得更大。你应该把精力集中在那些过分显眼的部位，使之看上去柔和一些，这样，别人就会觉得它们有一种特殊的美。应该记住，一张拥有不合标准部位的面孔能反映出美丽的特质来。

化妆就是弥补自身不足、使自己看起来更完美，从而使自己看起来更年轻的手段之一。

学会“妆”，才能更加漂亮

化妆是一门学问，也是一门艺术。它对一个女孩子来说是非常重要也是必要的。它可以让一个精神状态不好的人看起来神采奕奕；它可以塑造出一个后天的美女！俗话说得好，两种女人不用化妆：“一种是不用化妆都漂亮的女人；一种是怎么化妆都不漂亮的女人。”恰巧很多女人两种都不是，所以要化妆。不但要化妆，而且还要化得让人目眩神迷。想要学习化妆，必须多一些这方面的知识，喜欢化妆还要懂得化妆的技巧，化妆术可以化腐朽为神奇！好的妆容所展现出来的美，往往是可以超越本体的。相反，不良的妆容通常只会破坏女人的视觉、品位和素养。所以说，爱化妆的女人只能算是个积极的女人，而会化妆的女人却是有智慧的女人。

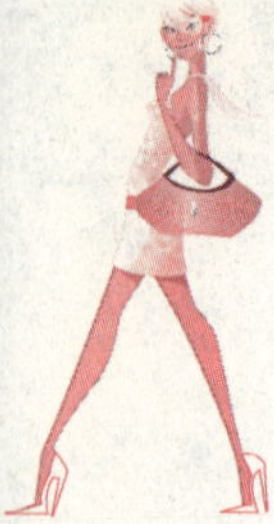

培养你的审美鉴赏能力

想要培养一个人的审美鉴赏能力，不是一件容易的事，它需要在文化、艺术等多方面不断地学习和提升。相对来说，能够较快提升一个人审美能力的办法，就是在日常生活中多看书、杂志、影视作品，不断观察和揣摩优雅人士的妆容和整体造型。通过耳闻目睹与日积月累，激发、挖掘、培养出在这方面的审美能力。

使用品质好的化妆品

化妆总是不理想，有时候并不是因为技术不够好，而是所使用的化妆品品质有问题。化妆品的好坏可以直接影响到化妆效果。应根据自己的消费能力，尽可能选择品质好的化妆品，特别是使用频率较高的彩妆用品，如口红、粉底、眉笔等。其实，彩妆用品每次的用量并不多，一件产品可以使用很长一段时间。想要化出好的妆容，化妆品的质量是非常重要的，因为，不同品质的产品质地感、色彩感、细润程度通常是差异比较大的。女人一定要记住自己的目的是美，而不仅仅是为了色彩。如果使用的产品不好，色彩是有了，但是美却没有体现出来，这是违背了化妆的本意的。

化妆前先洁净肌肤

化妆前要让皮肤尽可能地保持在良好的状态下，首先皮肤要清洁干净，保持良好的光洁度和水润度，否则妆面浮在不洁净或粗糙的皮肤表层，就不可能产生良好的妆容美感。其次要学习和掌握化妆前正确的面部清洁法和皮肤保养方法，尤其是清洁皮肤表面所堆积的角质层等。

使用高品质的化妆工具

好的妆容是要靠好的化妆工具来完成的，所以，你要有一套属于自己的简便和有质量保证的化妆工具，并学会妥善地使用和养护它们。

保持化妆品的洁净

一定要保证所用化妆品的洁净，无论是粉底还是口红或眼影，被污染了或超过了使用期限，都会严重影响到它的细腻度、色彩感，如此一来，化妆效果必定无法得到保证，为什么有人会经常抱怨“怎么化都化不好”？这时，应检查一下化妆品，其实，很多问题都出在化妆品过脏或保养不善上。

化妆要反复练习

正所谓“熟能生巧”，化妆也要经过反复练习。对那些平日化妆不多，又没有经过专门训练的人来说，应急性的化妆练习，不但无法应对“燃眉之急”，往往还因效果不佳而败了化妆的兴致。化妆练习，既可以在脸上，也可以在纸上或者身体其他部位，比如眉毛和唇形，仅仅靠脸上的练习是不够的。化妆就好比在脸上绘画，即使是一个再普通不过的圆，绘画时不经过反复的练习，也不可能达到随心所欲、出神入化的境界。女人面部的线条和色块是非常敏感的，所以，化妆时的一些细节处理是否得当，不仅影响到整个妆容，还会造成性格、气质等的不和谐。因此，要想有个好的妆容，一定要多加练习并小心对待。

突出自己的优势部位

想要化好妆，还要掌握一个最基本的要点：化妆的重点应放在自己比较有优势的部位，不要过多涂抹不足或有缺陷的部位。如果嘴部条件不是太完美，化妆时就不宜强调，不然会突出缺陷，应注意扬长避短。

有一个心爱的化妆包

化妆包可以说是开启女人美好心境的最佳伴侣，所以女性可以购买一个精美的、令自己爱不释手的化妆包，装着心爱的随身化妆品，即便不能每件都是名牌，一定要有一两件是令自己珍爱的。女人如果拥有一两件自己所钟爱的名牌化妆品，会有一种欣慰和充实的感觉，它会为你带来信心和期待。而心爱的小小化妆包，会时刻浸润和弥补你那颗时尚、美丽的心灵。

女人在化妆的时候往往会遇到这样的心事：能为自己描画出各式精美的眉毛，涂抹出具有专业水准的眼影……但是审美出了问题，就会使整体妆容显得粗俗，根本谈不上美观和品位。因此，要想化出好的妆容，是要学习和提升许多东西的。学化妆要循序渐进，从简入手。刚开始的时候不要过于复杂，复杂的构想会乱了分寸，以致使自己无所适从，破坏了学化妆的兴趣。

韩国MM是如何化妆的？

在社会的不断发展中，一方面，人们不只是追求感性美，同时形式美、个性美与知性美的统一也越来越受到人们的重视，另一方面，化妆的多样性应用也非常明显，化妆不再局限于艺术表演范畴，已经扩展到了商业摄影、平面广告、音乐制作、公众人物形象等广泛领域，甚至人们的普遍生活中也伴随着化妆，化妆成了普通人生活的一部分。清新自然、含蓄典雅、精致唯美是韩国的化妆造型。他们有的是堪称国际一流的专业技术水准。从韩国女人身上的每一个细节都可以看出她们的精致。从发型到妆容，从美甲到脚踝，为了美，她们不惜付出任何代价。韩剧中的美女和帅哥99%都被手术刀修理过，这是人尽皆知的秘密。于是，有些人满怀雄心壮志地认为人定胜天，花大功夫专门研究韩剧，一屁股坐到美容院，金喜善的眼睛、金南珠的鼻子、张娜拉的嘴巴……每一个人都会要求自己的面孔是完美的，对于韩国女人来说美更是重中之重的事，所以她们在化妆方面都是非常有研究的，那是她们的骄傲。

一般情况下，韩国的化妆界会分成两大派系：第一种是现代派妆容，主要特点就是透明，几乎表面看不出化过妆，颜色都接近肤色，头发回归自然，看不出有染发的痕迹，给人一种清新可人的整体感觉。第二种是传统派妆容，主要特点就是浓艳。经过染色的卷曲头发、厚重的粉底、画得很明显的眼线和深咖啡、红或紫色的唇彩，这些都是在传统妆容中可以看到的。

成熟性感的女人很受韩国男人喜欢，所以韩国女人都会尽量让自己往那个方向发展。其实从韩国电视电影里那些走红的女明星身上，大家也应该能看出一二，她们普遍走成熟路线。当然也有可爱的女明星存在，但少之又少。想要有那种成熟的感觉，就必须要学会化妆。

普通韩国女人的化妆技术都是很好的。所以即使自身资质不是很突出，也一样会打扮得光鲜亮丽。她们很会扬长避短，突出优点。也许这和她们从小受到的教育是脱不了关系的。

在韩国，很多孩子在四五岁的时候就开始烫发、染发，甚至扎耳洞了。经常在超市里看到被父母打扮得像洋娃娃似的孩子。正因为从小的这种耳濡目染，所以她们对于自身的修饰很看重。韩国整容风盛行的原因也在于此。韩国女孩子大概在20岁的时候，如果家庭条件允许，父母都会出一笔钱，帮助孩子修饰面容。对于整容的问题她们从来不避讳。

很多知名的化妆师都认为在亚洲，韩国女人是最漂亮的，十个女人中有七八个是美女。其实并非韩国女性天生就拥有美丽的容颜，主要是因为她们的妆容独特。那么要如何化成非常自然的韩妆呢？韩国的资深化妆师向大家介绍了一下经验：第一，上两层粉底后，在眼影上用双色，一深一浅就可以；第二，用眼线勾出眼皮形状，深眼线要画出眼尾上扬的形状；第三，用口红笔画出丰厚的唇形，上适合的唇膏后再涂唇蜜，唇线还需要在最后勾勒一次；第四，腮红是韩妆不需要的。

韩妆的画法和化妆品无关，只是化妆习惯与色彩选择有所不同，只要经过研究，找到适合自己的，就可以化出精雕细琢的妆容。

美丽的容颜自然多姿多彩

由于时间及光线的不同，化妆的色泽、深浅也不同。因此底色的多少，唇膏与胭脂的色泽、深浅都会有相应的变化。特别是不同时间每个人表现的主题、内涵各不相同，或清新脱俗，或魅力四射，或富有神秘感、诱惑力，都决定了在不同的时间化妆也应随之变化的定律。

彩妆不仅可以保护你的皮肤，而且还可以使你拥有靓丽的容颜。在化彩妆的时候要注意以下要点：

（1）化妆要注意整体。完成一个妆面一定要注意力集中，由上往下，由左往右，正面，侧面，轮廓的高低。唇峰是否一高一低。一面大镜子是必备的，而自己则是最好的练习工具，时而可爱、时而成熟，不需要被定型，女人原本就多变，可以根据时间、地点、场合、身份的不同，选择适合自己的妆容以保证自己每时每刻都光彩照人。

（2）不用单一色化妆。化妆一定要有心情，要用两个色彩以上来调色，选择适合自己肤质的色彩，搭配给人的感觉是协调的，色彩经由配色才能有共鸣、有心情、有生命，越自然的妆，它的混色越多。不要忘了准备一个调色盘，用它来丰富你的色彩，让每天都有不同的颜色等着你去发现、去使用。

（3）用量要适中。化妆前乳液量的多少会影响化妆的效果，同时眼影太多容易脱妆，口红多也容易掉色。

粉底

化妆从肌肤开始，凡事开始最为重要，对化妆而言，粉底是一切化妆的基础。

很多女人都会问粉底为何不容易涂在皮肤上？原因有三个：

（1）皮肤水分不够，无法吸收粉底。

（2）皮肤太疲倦，角质太厚，没做面膜。

（3）选择错误的粉底或涂了太多的乳液。

粉底的运用会关系到化妆的完美度，在使用粉底液时有许多小技巧可以帮助你更快更完美地完成底妆，海棉的使用更是不可缺少的。在面部用1元硬币大小的液状粉底由里往外推开，别忽略鼻翼、下巴等小地方，下巴的部分用推的方式往脖子涂开以免有色差，使用海绵时发髻的地方往上推匀以免有色差，使用轻拍的方式使粉底吸收。如有斑点，则使用盖斑霜遮盖，大约1角硬币大小的用量最理想。

如果用手涂粉底，需轻轻地拍打，涂匀即可。

涂粉底的目的是协调肤色，并掩饰皮肤上的小瑕疵。当你的皮肤苍白而无血色时，涂粉底就必不可少了。随着年龄的增长，许多女人忍不住想增加粉底用量，企图将底色打得厚一点，来掩盖岁月的痕迹，那就错了。自然就是真实！假使你底色用得太多，就会渗进所有的皱纹和褶痕里，反而显得更衰老。

满脸都打上底色，已经是旧时尚了，还是在所需之处适当使用，效果更好。对于大多数女人来说，底色应当用在鼻子、下巴和前额上。目的在于协调深色部分，使之与整个脸面的色彩自然和谐。比方说，鼻子通常比其余的五官部分红一些，打上底色能减轻其红。找到适当的底色，能使化妆效果十分理想。如果你去化妆品店买粉底时，千万别在手背上试颜色，因为手背皮肤的质地和颜色与你面孔有差别，要把底色涂在指尖，再在面颊上试一试。你还可以再试用另一种牌子的底色，比较一下效果。还要注意商店内的光线，如果呈粉红或很刺眼，都会影响底色的反映和色彩。如果瓶装底色太干燥，可自己调制。将软管中的乳性底色加上一点深色黏性化妆品。先将黏性化妆品抹在掌心，然后在上面挤一点点乳性底色，用手指调和，直至调开。上底色时要顺从汗毛生长的方向，这样在皮肤上就显得更加光滑平整了。如果你希望底色淡些润些，不妨掺进一点你最喜爱的湿润剂，再往脸上涂。涂完底色，用一块干净的化妆海绵擦拭面孔。这样一来，大部分底色都会被擦去，只留下一层柔和润泽的光面，使脸上的底色淡薄、自然。最后，再往脸上抹少许粉，定住底色，使之不闪闪发亮。然后再继续进行下一个化妆步骤。

需要说明的是：与欧洲人的脸形相比，亚洲人的脸形相对扁平，面部结构较散，不够立体，所以亚洲女性要特别注重立体打底法。立体打底的第一步就是用明暗和深浅不一的粉底，以素描的手法，在脸的各个部位进行弥补与雕刻，以达到完美协调，有立体感。

那么，涂粉底包括哪几步呢？

第一步：基本底色。先选用与肤色相同或接近的粉底霜，均匀地在脸上涂一层粉底，这叫基本底色。打底的目的是使脸部显得无瑕而且均匀一致。耳朵、脖子及露在衣外的皮肤都要打上粉底。

第二步：阴影色。所谓阴影色就是比基本底色深的阴影粉底。打阴影的位置是在脸部需要缩小或需要凹下去的地方，对亚洲人来说，主要是腮部及面颊处。打阴影时，可用大号的化妆笔或手指蘸上阴影色涂抹在所需的位置上；也可用海绵蘸上阴影粉底，直接涂在皮肤上。完美的阴影应该有一种自然柔和透明的感觉，并与基本底糅合在一起，看不出界线。不同的脸形抹阴影的位置也有所不同，我们可以参考各种脸形矫正涂抹法。

第三步：高光色。高光色是一种明亮色，它比基本的底色可以浅2～3号。高光涂抹的位置是脸部最需突出或凸起的部位，比如T字部位、下巴、下眼睑、额骨等位置。涂抹高光同样可用化妆笔或手指。要注意的是，高光一定要薄，不能涂抹得太厚。人的脸形五官各不相同，高光、阴影用法也要根据实际情况来定。通过立体打底后，展现在眼前的应是一张立体的、面部结构紧凑的甲字脸。

定妆

用粉刷或粉扑蘸取适量散粉轻扣或轻拍面部，可保持妆容持久不变，以免因出汗、出油及其他因素使粉底脱落，破坏妆面，为彩妆做好准备（散粉不会使皮肤变干，它仅会吸干脸部多余油脂及汗液）。

打散粉时，不要用化妆刷的头部而要用化妆刷的中部，散粉抹在刷子上后轻轻拍打均匀，在掸掉多余的散粉后开始使用，从脸中央向外侧轻轻地刷，根据不同的脸形而定。

特殊色系的散粉：

淡紫色，适合脸色特别黄的人。

淡绿色，适合脸上有红晕者。

眼影

眼睛是心灵的窗户，眼睛比嘴更会说话。女人的眼睛富有神奇的魅力。显而易见，那些美丽的女演员的眼睛都极富表现力。她们的眼睛令众生神魂颠倒。

眼睛的魅力是巨大的，因此化妆时，对它们要给予最大关注。当然，关注不是夸张。奥黛丽·赫本那双美丽的如小鹿般的大眼睛，她用浓妆来强调它。因为人们很喜爱她，便纷纷模仿。事实上，如果你掌握好技巧，你的眼睛一样可以令人沉醉。

化眼妆应该用一种稳定的眼妆产品。假如你的眼睑易于渗油，涂上去的化妆品大多瞬间就会起皱或消失。有一种性能稳定的液态化妆品，它既可画眼圈又可画眼线。有些人爱用几近黑色的深棕色眼圈，而通过加水改变与柔和其颜色。用中号刷稀释和使用这种液态化妆品，效果就像朦胧的阴影。假如不掺水或只掺一点点水，颜色就太强烈刺眼了；然而要是使用细柔的刷子，则睫毛上下就如同画上了眼线。

作为女人，应该掌握最适合自己的化妆窍门。有些人画眼睛喜欢用非常深的颜色。由睫毛往上逐渐把它揉开，这时候的眼睛是最美的，接着慢慢把眼睛上面的褶皱涂匀。要是在眼睛下面用淡色眼影膏，色彩一定要恰巧得当，只需比底色浅一点点就好。另外，要善于使用眼影膏。眼睛下面的皮肤是脸盘上最细嫩的也是会最先显出老态的。它很薄，你眨眼、微笑，皱眉或大笑，都会立刻牵动它。上眼影膏应轻轻地用手指尖拍上去。同时，乳性眼影膏最适宜，原因是眼部皮肤十分容易被拉扯。只能谨慎地揉开它，如此才可同底色充分融合。要想将眼影膏涂得自然合宜是很难的，你不妨沿着下眼圈涂，不必在两眼正下方。如此，效果会更佳。

眼线和眼圈画完后，要涂睫毛液，睫毛液将使得眼睛炯炯有神。假如你的头发是亚麻色，睫毛和眉毛又很淡，那么你最好用棕色睫毛液，但是，大部分女人用黑色的睫毛液更漂亮。睫毛液应一层一层地涂，且等到上一层干了再涂下一层，之后用刷子刷，使睫毛不会一簇一簇地粘在一块。

假如你用的是连带小刷子的圆筒中的睫毛油，很可能觉得刚打开盖子的油液过湿过浓，不好用，那么你就在每次起用一筒新睫毛液时，打开盖子晾上几天，而后再用，此时油液便不会再湿腻，使用就很顺手。

眼睛的门楣就是眉毛。通常用眉笔描画眉毛，虽然多数人都是严格顺着自然线条描画，可假如要显得更自信，就需描得重些；而心情恬静温和时，只需羽刷笔梢轻描几下就好，用棕色眉笔，在眉毛上轻轻点，看起来就宛如真的毛发。眼睛上方不要画得过重，否则太压抑，只在疏淡的眉毛上或需要对眉形稍加修整的眉毛上微微点画数笔，就会变得挺秀有力。假如你的眉毛有些凌乱，则用旧牙刷往上刷少量唇膏或发胶，可使眉毛规整有致。

口红

涂好底色，画好眼睛，就可上口红了。红色是激情和烈火的象征。红色对精神能产生作用，对面颊也是同样。或许就像血和红色之间的联系那样简单，才使人将红色等同于热情和勇气。所以，涂口红和腮红时，会显露出激情。只是，应含蓄一些。

假如在嘴唇上要表现激情，应该隐藏些，而不是炙热的红色！忌用太鲜明或深红的颜色，避免他人把注意力都集中在你的嘴巴上。口红的颜色应依肤色而定。如果你的唇色较深，却用含紫色口红，那嘴唇就会夸张得令人生畏了。而粉红和米色的混合色将使你的嘴唇更光鲜诱人。

涂口红要力求颜色的浓淡同服装相配。当然也不必太强求衣着与化妆的一致，只是个别颜色。如某些红色跟橙色相配的确极其扎眼。为了服装和化妆的方便，很多人备有一块调色板，结果收到不错的效果。一些人涂口红直接握着口红，从来不用口红刷，当然有些时候拿一支比口红更红一些的笔在唇边勾上一圈。无论是否用唇线笔，依顺自然唇线涂口红就可以了。

不少女人想到口红时，脑子里呈现的往往是一张闭合而温润悦目的嘴，恰恰疏漏了口红的颜色要与牙齿的颜色协调。这一要求绝不是小题大做，当你目睹了一位涂着鲜红口红，但却长着一口黄牙的女人时，你就明白原因了。牙齿的颜色可以有多种变化，这一点你问问牙科医生就可以知道了。假如你的牙齿显黄，就避免用类似紫红或偏向珊瑚色和橘红色的口红。最便捷有效的方法就是每次试用一种新口红时，就张开嘴微笑一下，如此，你就可真切地看到这种颜色是不是适合你的牙齿。

一些人总爱用特种口红来做腮红。爱上它们微微的光泽，因此常在颧骨上抹一点口红。它使脸颊红润润的，同时和底色、口红相互衬托，相得益彰。有时，还掺一点点别的颜色，让脸颊亮些或暗些。不过皮肤晒黑后，只需轻抹薄薄的一层就好，一般而言，干性皮肤适合用粉刷，油性皮肤用凝胶色可以保持得更久。不少现代的凝胶和粉可使皮肤就像经阳光晒过那般逼真。假如把腮红抹在阳光易于照到的地方，例如，额头、脸颊还有鼻梁和下巴处，则效果会非常理想。只是腮红要淡，要尽可能地抹均匀。

晚妆：创造幻想的神秘武器

夜晚，一些化妆的要领也得跟着改变。此时，人的心情常不相同：有时你想要自己光彩夺目，有时你想增强自身诱惑力。不管是身处于大庭广众之下，还是陪同与自己密切相关且重要的人，在所有场合中，你总是想展现自己最美的形象。

晚妆能把女人带入幻想的、感性的状态，毕竟化妆是引发幻觉的秘诀，所以浓妆最适合于夜晚。

法国著名化妆大师奥利维亚说，化妆的诀窍在于搭配，比如唇膏和腮红应是相同色系，才能产生和谐的美感；眼影可以用所有颜色，不过要错落有致，白天化妆应淡雅，晚上化妆可浓烈，而女人最容易出错之时常在晚上，她们常一味强调眼部，导致眼部用妆过重。其实嘴唇才是焦点所在，“烈焰红唇”是奥利维亚所推崇的，在夜晚，黑色晚装，配衬着鲜红的嘴唇，如同红宝石般冷艳性感而动人，使眼睛也神采飞扬，想一想，假如麦当娜、玛丽莲•梦露没有了鲜红的嘴唇，还会鲜亮照人吗？

你的晚妆完全能更引人注目，其中还有一个原因是，你在晚间穿的衣服与白天所穿的办公室衣服往往差别甚远。假如你佩戴珠宝，哪怕是人造珠宝，你的化妆也一定要相应改变。如此，才可避免那闪光的耳坠或项链使得你的面孔黯淡失色。假如你身穿优雅的礼服，你的面容也要与之匹配。假如一个女人穿着晚装却化白天的妆，那她只能是在试衣服，而不是穿衣服。夜晚，是人们突显自我、展示风采之时。哪怕你难以在谈吐中闪烁睿智的光芒，但仍可凭你的化妆尽显悦目华彩，使你被人们视为一位魅力无穷的非凡女性。

四季“妆”不同，应依时而动

在我们的生命中，色彩占据了巨大的空间，人们时时刻刻都在感受着色彩带给我们的万紫千红和绚丽斑斓。也正因为有了四季的交替，大自然才会呈现出如此缤纷的颜色。因此，世界第一色彩夫人卡罗•杰克逊提出了“色彩季节理论”。在这个理论中，色彩学家们在1000多种颜色中选取了144种有代表性的颜色，并把它们分为春夏秋冬4个季节。不同的色彩可以带给我们不同的视觉感受和美感。跟随季节变化，将自己的妆容做潮流性的改变，根据自己的“本色”，加以“颜色”，用色彩提升自己在不同季节中的魅力值。

纯真俏丽妆陪你过春天

在万物复苏、生机盎然的春季，化妆的格调应以明快俏丽为主。

度过了一个寒冷、干燥的冬天，人们的皮肤在悄无声息中已变得干燥而无弹性，并产生了许多细小皱纹。因此，春季化妆应注意皮肤的保养，侧重于皮肤的按摩、敷面与蒸脸。

皮肤经过清洁后，应立刻涂上按摩霜，并以按摩的手法增进血液循环以及新陈代谢，促进皮脂分泌，恢复皮肤弹性。按摩以后，要及时用蒸面器来促使毛孔全部张开，排除面部污垢，再涂上营养霜或乳液，进行营养敷面。这样可以使毛孔迅速吸收营养，以达到滋养面容的目的。加上春天空气中的湿润度，人的皮肤比较适应与各种化妆品的接触，如此一来，化妆品在妆面的效果就可以得到更好地发挥和保持。

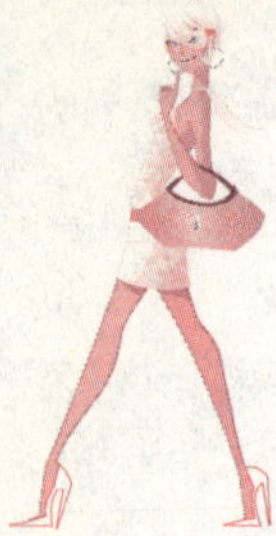

化妆时要用与肤色相接近的乳液型的粉底，并均匀地在脸上涂上薄薄的一层，要尽可能保持肌肤原有的透明感。腮红可以选用淡红色晕染，要侧重于明丽生动的色调。眼妆的色调要以浅棕色为主。在眼睑处用画笔轻轻地染入少许蓝紫色眼影；中间部分和紧贴眼睫毛处略深，向上渐虚，两边隐隐可见即可；眼尾部的上眼皮上再略施一些浅茶红色，轻描黑色眼线；同时在睫毛上适当刷些睫毛膏，会让眼睛显得更为生动。眉形要自然，不能显露出修饰的痕迹。可有重点地描画，不宜太长太细。口红要以橙红系为主，唇形呈自然的曲线，使之看上去丰满、润泽。总之，要使整个妆面达到纯真年轻、充满青春活力的效果。

薄荷清凉妆陪你过夏天

成为百分百海滩美女是很多女人的梦想。但仅仅拥有比基尼和完美身材是不够的。闪亮的夏季自然要以闪亮的妆容来配合。

选择海蓝色的眼影，用手轻轻涂于眼皮，时尚清凉的感觉会立刻呈现眼前。从睫毛根部刷上卷翘纤长的防水睫毛膏来提升你眼睛的明亮度；如果想加点色彩，可以在刷完第一遍后再刷上有颜色的睫毛膏。

眼线可以使你的眼睛更加迷人、有神，在眼尾处稍微往上描画即可塑造完美眼形。建议选用防水型眼线笔，它可以保持一天不脱。

从脸颊的颧骨至太阳穴，用手轻轻地以打圈方式涂上淡淡的一层腮红，这样会显得比较清新自然。如果想要表露出俏皮可爱的样子，那就可以直接在颧骨处抹上稍许腮红，脸部璀璨效果会即刻诞生。

清新的妆容应该搭配清新的唇彩，不要用过于浓烈的色彩，只要涂上淡淡一层透亮的唇彩就足够绚丽了。

如果想让自己变得更闪亮，在完成了清凉的薄荷妆之后，你不妨试着在耳际插上一朵颜色艳丽的花朵，夸张、炫耀、迷人的效果立即闪现，为酷热的夏季增添一份凉爽和绚丽。

华美金色妆陪你过秋天

夏日的余热随着秋季的到来已经逐渐退去，在这金风送爽的季节里，娇嫩润亮的皮肤有了微妙的改变。为了避免皮肤干涩粗糙，保持往日的光彩，一定不能忘了秋天的美容化妆与保养。健康亮泽的古铜色肌肤、朦胧迷人的双眸，以及诱人性感的艳丽丰唇，仿佛都在弱化“秋”的感觉。

由于秋季的风比较大，灰尘也多，空气十分干燥，皮肤里的水分蒸发加快，角质层水分缺少，所以，女性在秋天的皮肤护理特别重要。最好每周都能做一次全套的皮肤护理，这样既可以进一步地清除面部深处的污垢和死皮，又能促进皮肤的血液循环，使皮肤从面膜和护肤霜中获得所必需的水分及营养成分，让皮肤光洁柔软。

健康地度过干燥的秋天

秋季对化妆品的选择和化妆技巧也是至关重要的。下面介绍几种简单的，可以使你更加华丽、动人的方法：眉以自然、立体为要点，用眉笔画过之后，用眉刷再刷一下，可使眉线看起来自然美丽；上腮红时，以颧骨最高处为中心，不限形状地涂匀，可使脸色看起来红润；刷眼影时，要先学会使用棉花球的技巧；刷睫毛时，要由下往上刷；涂抹粉底时，应将液状粉底先抹在手掌心上，然后再抹在脸上，这样可以让肌肤感觉透明，看起来自然清新；选用口红时，颜色要与肌肤和所穿的服装相配。

沉静稳重妆陪你过冬天

冬季，由于气候的关系，会使皮肤变得干燥、粗糙，容易出现脱皮、皱纹，甚至出现小裂口。因此，在化妆之前要对皮肤进行简单的养护。化妆前，应选用冷霜、营养霜保养皮肤，并配合适当的按摩，以确保肌肤细嫩、健美。冬季应尽量避免使用粉类化妆品，以免导致皮肤更干燥而产生皱纹。

冬季化妆应以突出沉静稳重为主，这样与冬季的环境才比较协调，可以按照以下步骤进行。

润肤：化妆前一定不要忘记先涂上一层比较厚的面霜，使皮肤滋润。

涂粉底：冬季最好选用浅粉色的雪花膏型的粉底霜，这种粉底的油性大，并且富有光泽。

扑粉：由于气候的关系，皮肤会比较干，因此不必擦太多的粉。选择白一些的干粉，涂上薄薄的一层即可。

腮红：要以橙色、深棕两色腮红为主调，颧骨上用橙色，其下用棕色，纵长地向下颌方向晕开，面积可适当大一些，但要自然、有光泽。

眼影：可以选用深棕色的眼影作为基色，但是眼角与眼梢均应染入蓝灰色，再以朱红色薄薄地涂盖整个眼影。

眼线：选择黑色眼线笔或眼线液，可以画得稍浓一些。

口红：要先涂上淡淡的一层润唇膏，以保护嘴唇，防止干裂。至于口红的颜色可选用光泽型朱红色，口角处用棕色，唇轮廓线用直线描绘。

护肤要注意以下两个方面：白天要坚持做两次面部清洁，之后使用护肤霜适当补充油分和水分，让皮肤洁净与滋润。外出时，如果阳光强烈，不要忘记涂防晒日霜。晚上要对肌肤做彻底的清洁，先用温水和洗面奶彻底清洁面部，再用不含酒精的化妆水进一步洁肤及补充水分；之后选用渗透性比较强的晚霜均匀地涂抹在面部，并适当地热敷，这样可以促使其营养成分渗透到皮肤深层中去。

美丽的表情是最美的妆容

诗人布莱克说：“激情和表情就是美。一张不善表达的脸就是一种缺陷，任她长得再漂亮，再会涂脂抹粉，也只有傻瓜才会去爱慕她。”

著名演员刘晓庆说：“我惊奇地发现，一个生动的表情会使一副平庸的面孔顿时变得光彩照人。”

对任何一个女人来说，要想展示自己最美丽的一面，即便你拥有再高超的化妆手法，如果没有美丽的表情，那么，你依旧无法显得魅力四射。

表情是一个人的情感形象，它无比微妙和复杂，更是充满了魅力。如：少女般天真、纯情、惊恐的表情，羞涩而惶恐的表情，掩喜而娇的表情，甜蜜而嫉妒的表情，痴爱而恼恨的表情，狡黠而富有灵智的表情等。

同一种表情又有不同的基调。如同样温柔的表情，山口百惠是纯真温和；潘虹是淡淡的忧郁；龚雪是端庄羞涩；林黛玉有点狡黠娇嗔；邓丽君是甜美妩媚、柔情万种。因为表情不像语言那样有固定的概念内涵，它是有动感的，瞬息万变的，往往非常含蓄，富有暗示性，因而给人一种揣思回味的美。人们喜欢看杂志上的模特儿，就是因为她们往往有着充满魅力的表情。专业的模特儿一站在镜头前，就可以忘记一切烦恼，表现出愉悦的神情，然而，现实中很多女人往往在家人、朋友、同事面前显露出不愉快、烦恼、懒散的表情。美好的表情不但表明自己有着愉快的心情，而且往往可以传染给周围的人们，给他人也带去快乐。一个女人一旦拥有美好的表情，其作用将超过任何化妆手段，让女人充满无穷的魅力。

微笑是所有表情中最迷人的。不管你的相貌、身高、体形如何，只要你在微笑，你总让人觉得你是亲切、美丽的。人们都在追求幸福和快乐，自然也容易被幸福和快乐的人所吸引。人们看到面带微笑的人，总会觉得这是一个“富有人生乐趣”的人，总想把自己的幸福也寄托在他的身上。

微笑是幸福与快乐的流露，要有这种表情，首先要有一颗快乐的心，如果你是一个对事物漠不关心的人，如果你总是在抱怨生活、埋怨你所拥有的一切、讨厌你身边的人和事，如果你不去努力获得快乐、幸福，那么，即使你使用了世界上最昂贵的化妆品，你也不可能拥有人类最美丽的表情。要有一颗快乐的心，你应该学会爱、理解、宽恕，你应该学着有一个宽广的胸怀。其实快乐是一种习惯，每天起床之前，都对自己说：我是快乐的，我努力生活并感谢生活给予我的一切。记住，千万不要去想那些令你烦恼的事。如果你已经有一颗如孩子般纯洁、善良、温暖、快乐的心，那么，你不妨做一些表情训练：照着镜子，表现出令你快乐的微笑，保持这种表情，并用手感知一下你的额头和下颌的肌肉是否紧张，慢慢放松。经过多次训练，你就会拥有令人着迷的最美丽的表情——微笑。

虽然有人说有魅力的微笑是天生的，但依靠自身的努力也完全可以拥有。

那么，怎样才能练出迷人的微笑呢？

第一阶段——放松肌肉

微笑练习的第一阶段就是放松嘴唇周围肌肉，又称“哆来咪练习”。练习是从低音“哆”开始，到高音“哆”，每个音都大声地、清楚地说三次。不是连着练，而要一个音节一个音节地发音，为使发音正确，应特别注意嘴形。

第二阶段——给嘴唇肌肉增加弹性

嘴角是练习微笑时最关键的部位。假如锻炼嘴唇周围的肌肉，可使嘴角的移动变得更干练好看，还能防止皱纹。假如嘴边儿变得干练而有生机，就能增加整体表情中的弹性，因此人会显得更年轻有力。

现在请你把背部挺直，端坐在一面镜子前，最大限度地收缩或伸张嘴部肌肉，并反复练习。首先是张大嘴巴，张大嘴巴使嘴周围的肌肉伸张到最大限度。张大嘴可感觉出腭骨受刺激的程度，并持续10秒钟。接着，使嘴角紧张，闭上张开的嘴，把两侧的嘴角拉紧，使嘴唇在水平上紧张起来，并持续10秒钟。最后，使嘴角从紧张的状态下，一点一点地聚拢嘴唇，出现圆圆地卷起来的嘴唇聚拢在一起的感觉时，持续10秒钟。

随后用门牙轻轻地咬住木筷子。用嘴角对准木筷子，两边都要翘起，并观察连接嘴唇两端的线是否跟木筷子在同一水平线上。保持这个状态10秒钟。在第一状态下，轻轻地拔出木筷子之后，练习维持这种状态。

第三阶段——形成微笑

这是在放松的状态下，按照大小练习笑容的过程，练习的核心是使嘴角上升的程度相同。假如嘴角㖞斜，表情自然不会雅观。练习各种笑容的过程中，将会找到最适合自己的微笑。

小微笑：把嘴角两端同时向上提。给上嘴唇往上拉的紧张感。稍微露出2颗门牙，持续10秒钟，之后恢复到原先的状态且放松。

平常微笑：使肌肉逐渐紧张起来，把嘴角两端同时向上提。给上嘴唇往上拉的紧张感。露出上门牙6颗左右，眼睛也要微笑。持续10秒后，恢复原先的状态且放松。

大微笑：一边拉紧肌肉，使之强烈地紧张起来，一边把嘴角两端同时向上提，上门牙露出10颗左右，略微露出下门牙。持续10秒后，恢复原先的状态且放松。

第四阶段——保持微笑

当你寻找到理想的微笑时，就要进行维持那个表情至少30秒的训练。特别是对照相时无法露出微笑而难过的人，强化这一阶段的训练，一定可收到明显的良好效果。

第五阶段——修正微笑

尽管用心地做了训练，然而要是笑容还是不太理想和完美，就要找出其他部分是否存在问题。当然要是能自信地敞开地笑，往往能把欠缺转变成长处，不会出现什么问题。大多数人微笑时的两个缺点就是嘴角上升时变歪或笑时露出太多牙龈，相信多加练习，必定能消除。

第六阶段——修炼有魅力的微笑

假如很规范地练习，就会察觉到只有自己拥有的散发独特魅力的微笑，并善于展现这个微笑。请把背部和胸部挺直，在镜子前用正确的姿势边敞开笑，边修饰自己的微笑。

记住，持续天天化妆和微笑，21天后你将发现，化妆和微笑已经习惯成自然！

第二章

皮肤是女人最美丽的“外衣”

——塑造年轻靓丽的完美肌肤

化妆可以为你锦上添花，使你更加夺目，也可以为你遮盖缺陷，弥补不足。然而谁不希望自己不化妆时也一样美丽？我们必须给皮肤多一些呵护、关爱和保养，因为皮肤是女人最美丽的外衣。

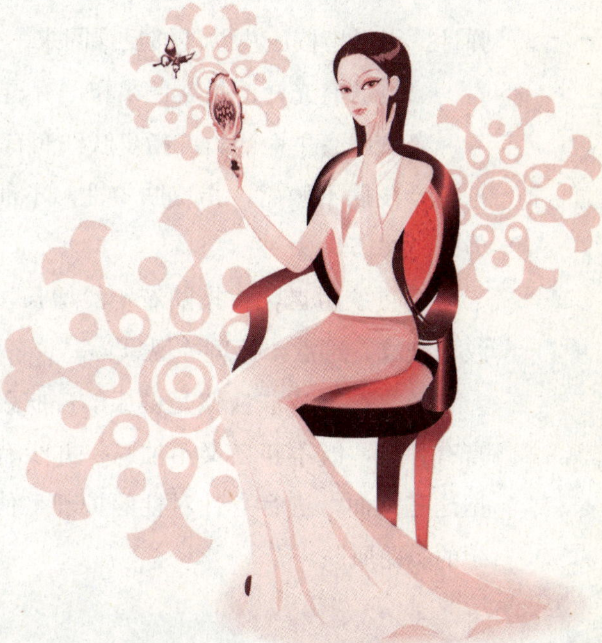

好皮肤的标准是什么呢？

好皮肤是美女的重要标志之一，拥有好皮肤也是每个女人的愿望。那么，好皮肤的标准究竟是什么呢？

好皮肤有一个综合标准，主要指皮肤健康、湿润、清洁细腻、有弹性、有光泽、有生命活力、不敏感、耐老化等。

◎皮肤健康：指皮肤没有皮肤病。

◎皮肤湿润：指皮肤含有充足水分、水嫩嫩的。

◎皮肤清洁细腻：指皮肤没有污垢、污点，皮纹细腻，汗孔汗毛细小。

◎皮肤有弹性：即皮肤光滑、平整、不粗糙、无皱纹，柔软又富有弹性，用手指按压皮肤能够反弹回来。

◎皮肤有光泽：指肤色柔和，有透明感。

◎皮肤有生命活力：指皮肤红润有光泽，不苍白，无青紫或暗黄。

◎皮肤不敏感：指皮肤中性，不油腻也不干燥，含水量20%，pH值为4.6～6.5。

◎皮肤耐老化：指随着年龄增长，皮肤衰老速度较慢，无枯黄、干纹、皱纹、斑点、色斑等现象。

总之，好皮肤应该是健康的皮肤，红润有光泽，柔软而细腻，结实富有弹性，既不粗糙又不油腻，并少有皱纹。在做护理的时候，就要根据这些方面，进行有针对性的护理，使之达到平衡。这样的皮肤才是理想的美丽肌肤。

学会喝水，肌肤水汪汪

女人是水做的骨肉，所以要有水的柔情、水的坚韧，还要有水灵灵的皮肤、水汪汪的双眸、水润润的樱唇……水，是成就女人的第一要素。

水润，在很大程度上决定了你是否青春靓丽、活力四射。因此，掌握水的秘密，让自己的肌肤在任何情况下都能饱含水分、锁住水分，是每一个爱美女性都必须知道的。

多喝水就能让容颜永驻吗

缺水是万病之源，这是美国著名医学博士F•巴特曼在畅销书《水是最好的药》里揭露出来的。人体内含水量有70%左右，只要缺少一点儿就会对机体产生巨大影响，所以水是大自然赐予我们保持健康的灵丹妙药。

水对女人的重要性相信姐妹们都知道，那么，只要多喝水就能让容颜永驻、健康常在吗？事情可没有这么简单。试想，如果我们不挑时间地喝、不计较质量地喝……一旦陷入喝水误区，水不仅不能成为良药，甚至会变为毒药！

那么应该什么时候喝水，喝多少水，是不是只要每天喝8杯水就行了？当然不是，喝水可是很有讲究的。

喝水日程表：

上午7：00：经过一夜睡眠，早晨的身体处于轻微“脱水状态”。起床时补充250毫升水可以及时唤醒五脏六腑，稀释血液，让循环系统充分活跃起来。对经常便秘的人来说，这杯水更重要。

上午8：30：从起床到办公室的过程，时间特别紧凑，情绪也比较紧张，身体消耗了大量水分，所以到了办公室后，先别急着冲咖啡，一定要先喝杯水。9：00上班的姐妹记得要在路上喝。

上午11：30：一上午的紧张工作后，这杯水尤其重要；这也是午饭前的一杯水，减肥的姐妹中午就可以少吃点儿饭了。

下午1：00：用完午餐半小时后喝一些水，可以加强身体的消化功能，不仅对健康有益，也能帮助维持身材。

下午3：30：以一杯健康矿泉水代替下午茶、咖啡等提神饮料。喝上一大杯水，补充在空调房里流失的水分，还能让头脑变得清醒。

下午5：00：下班离开办公室前，再喝一杯水。想要控制体重的姐妹，可以多喝几杯，增加饱腹感，等到吃晚餐时，就不会吃过量了。

晚上7：30：这个时间不定，一般是晚饭后半小时左右。如果晚上要做运动的话，可以在运动后补充水分。

晚上9：00：这是一天的最后一杯水，一定要严格控制时间，晚了的话，第二天就要顶着水肿眼去上班了。

女性朋友们一定要记住，每天最重要的一杯水就是早上起床的那一杯。这杯水一定要喝热的，至少是温的，起床之后立刻喝下去，如果想要效果更好，在里面加一片柠檬，喝完之后稍等一会儿再吃早饭。

喝水的误区

不要等到口渴时再喝水。因为在你感觉到口渴的时候，身体细胞的脱水状态已经到了一定程度，只有这时，大脑神经中枢才会发出紧急补水的信号。

如何饮水更科学？我在前面已经给大家列出了喝水的时刻表，照章行事，就能使体内保持水分平衡。另外，还要提醒姐妹们一句，千万别用饮料代替水。碳酸饮料、果汁饮料、酸奶饮料等，大多都含有色素、防腐剂等，这些物质会对肠胃产生不良刺激，同时还会增加肝脏、肾脏的负担。

很多姐妹认为喝汤后就不需要再喝水了，实际上，汤中除了水，还富含盐分和脂肪。虽然补充了一定量的水分，但是身体为了代谢盐分和脂肪，会消耗掉更多的水分，所以，喝完汤一段时间后，还是要喝水的，而喝汤也不能代替喝水。

中医补水，由内而外润出来

皮肤的光泽水润与脏腑功能息息相关。让我们来学学中医如何保温，真正做到调治于内而美于外。

郭嘉的第一份工作在北京，北京是个空气干燥的城市。上班没多久，郭嘉就发现自己的皮肤变得干燥而敏感，她忍不住和一个同事抱怨北京的天气，直感叹上天不公平，可同事在北京待了四年，皮肤依然水润光滑。同事神秘兮兮地告诉郭嘉：“送你一份礼物，保证你喜欢，因为它能让你更适应这个城市的气候。”

那份礼物果然很棒，它不但让郭嘉更适应北京的气候，还提醒郭嘉关注健康，关注中医。它就是一份中医补水全攻略!现在借此机会，把这份礼物送给每一个爱美的姐妹。

健脾是补水的第一课

脾为后天之本，气血生化之源。脾胃功能正常，才能生化充足的气血，才能给各个部位输送充足的水分。脾胃功能失常，津液生化不足，人体就像水库没有水源，皮肤自然得不到滋养。想要肌肤水嫩，一定要先健脾，只有健脾益气，才能有充足的津液，为滋润皮肤打下良好的开端。我们身边的健脾美食有很多，给大家推荐几款。

茯苓夹饼：茯苓夹饼是北京的一种滋补性传统名点，以稻香村做的口味最佳。白茯苓有健脾除湿的功效，不过在茯苓夹饼中，白茯苓只是薄薄的两小片，因此最好去中药房买白茯苓，可以研磨成粉，可以泡茶、冲在牛奶里，也可以在煮粥的时候少量加入。

胡萝卜小米粥：胡萝卜能健脾化滞、安五脏、祛寒湿。小米入脾、肾二经，能养脾肾、补虚损、益肠胃。小米还属于粗粮，富含膳食纤维，能帮助姐妹们减肥。如果不习惯胡萝卜的味道，可以加一些牛、羊肉丁一起熬粥，更加香甜，还能补气血呢。

当归黄豆炖鸡：当归50克，黄豆50克(提前泡一夜)，乌鸡1只，生姜1块，清水适量，小火煎煮，肉烂汤浓时调味装盘即可。这道菜的味道很不错，除了健脾外，还能补气益血、防治妇科病。

润肺才能生津，让肌肤更水润

脾胃强健，肠胃就可以正常地吸收水分，接下来如何将这些水分输送到全身肌肤呢？肺为“水之上源”，水液经过肺的宣发作用，就能均匀分布到身体的各个部位，让五脏六腑及全身肌肉得到濡养，皮肤得到润泽。若肺的功能失常，失去了输送水液的能力，皮肤就得不到足够的水分了。来看看都有哪些美食可以滋养肺脏吧。

百合罗汉果煲汤：百合30克，罗汉果半个，鸡肉500克，猪瘦肉100克，生姜3片。药材洗净稍浸泡，鸡肉切块，猪瘦肉洗净，与生姜放进砂锅内，加清水，大火煲沸后，改小火煲2小时，调味便可。如果觉得麻烦，可以直接用百合、冰糖、梨、银耳等润肺材料自由搭配，煲制甜汤，睡觉前喝上一小碗，效果也很不错。

杏仁：中药杏仁为苦杏仁，能止咳平喘，平时食用比较少。一般常吃的为甜杏仁，也有类似功效。平时可以当零食直接吃，也可调味或制成杏仁露服用，还可以作为原料加入蛋糕、曲奇和菜肴中。不过有一点还要提醒女性朋友们，不管是苦杏仁还是甜杏仁，都有微毒，每天的食用量不宜超过12克。

固肾帮你留住水分

肾主水，水液由肺输布全身，滋养人体后，又集聚于肾，在肾的作用之下，被过滤成清和浊两部分。清者，通过肾中阳气的蒸腾气化作用，回到肺，由肺再布散全身，以维持体内的正常水液量。浊者则被转化成尿液排出。补水除了补充水分，将水液正常输布于人体之外，更重要的是强化肾阳的气化作用，才能达到留住水分的目的。补肾阳，用药膳一样很管用。

杜仲炖牛腩：山药洗净去皮切块，牛腩切小块焯去浮沫。将八角入锅炸香，再煸香葱段和姜块，加料酒、清水，下牛腩，加入洗净的杜仲，根据个人口味加入糖、盐、鸡精调味，一同炖至软烂入味即可。杜仲还可以用来泡茶、泡酒，除了滋养肾阳，还能增强记忆力、抗疲劳、抗衰老。

首乌鸡汤：乌鸡一只约800克，首乌50克，生姜1块，清水适量。将食材洗净后放入锅内，以小火煎煮，肉烂汤浓时调味装盘即可。也可加入当归一同炖煮，效果更好。

补水佳酿——蜂蜜

蜂蜜采百花之精酿成，可以养阴润燥、润肺补虚、和百药、解药毒、养脾气、悦颜色、调和肠胃，有“女性美容圣药”之称。现代研究证明，蜂蜜中含有丰富的生物活性物质，能改善皮肤干燥缺水的状况，增加皮肤营养，保持皮肤细嫩光滑。特别是蜂蜜中含有47种矿物质，如锌、铁、钙、镁、钾等都是养颜美容所必需的。每天用温水冲一杯蜂蜜水喝，长期坚持，皮肤状况就能大有改善，还可以做成蜂蜜奶饮，用250毫升牛奶，煮开后加入30毫升蜂蜜，有滋补健身、润肤保湿的作用。

长痘痘背后隐藏着什么？

照片上有瑕疵，可以去掉，脸上有瑕疵，拿什么来去掉呢？痘痘就好比脸上的瑕疵，你是不是正在寻找管用的PS祛痘法呢？

在学生时代，女孩子会经常为脸上时不时冒出来的痘痘而烦恼，只要有时间逛街，就到处搜集祛痘产品。即使是过了青春期，还会有小痘痘出来捣乱。那么怎样才能去除这些让人讨厌的痘痘呢？

“痘花”制作过程大揭密

大家可别小看了这小小的痘痘，光是长痘痘的原因就有十多种。只有找对原因，才能“对症下药”，找出解决办法。

（1）精神紧张压力大。长时间处于压力之下、经常处于紧张状态、容易失眠的人，特别容易出现痘痘。

解决办法：如果你的紧张是间歇性的，那么不必太操心。只要加强清洁、保证睡眠，痘痘便会很快消失；如果你有自律神经失调的倾向，脸上的痘痘一直好不了，建议先去看心理医生，等心理状况好转，痘痘也就自动消失了。

（2）水土不服。环境的变化会让皮肤不适应或肤质暂时改变，特别是突然来到温度、湿度高的地方，皮肤油脂分泌增多，容易产生痘痘。

解决办法：根据肤质变化做好调理工作，随身携带吸油面纸，使用水质保养品。

（3）换季。很多人在春夏换季的时候脸上会长痘痘，这是由于天气忽冷忽热，皮肤油脂分泌增加，而新陈代谢仍维持原来水平，毛孔堵塞引起的痘痘。

解决办法：在T字区使用控油产品，两颊做好保湿工作，使整个脸水油平衡。

（4）残妆。有些痘痘是因为化妆没洗干净造成毛孔堵塞所引起的，特别容易出现的地方是发际、鼻翼、眉间。

解决办法：加强卸妆和清洁的工作，使用清洁霜加洗面乳的组合进行彻底清洁，另外，每星期做一次去角质工作，保持皮脂腺顺畅。

（5）便秘。便秘问题通常都会导致唇部四周出现痘痘，那是因为体内的毒素积聚，通过皮肤排出时引起长痘。

解决办法：调整饮食习惯，多摄取高纤维的蔬菜水果，让便秘的情况得到改善，痘痘自然会消失。

（6）饮食刺激。常吃过油、过辣、高热量的食物，比如麻辣火锅、串烧、奶油、巧克力等，也会使痘痘在脸上安营扎寨。

解决办法：刺激性食物不要经常吃，就算吃也不能吃太多，日常饮食要搭配富含维生素的食物，尽量吃得清淡一些。

（7）睡眠不足。熬夜、睡眠不足都会导致肌肤新陈代谢紊乱，痘痘频发。这种痘痘多出现在额头部位，再配上一张睡眠不足的蜡黄脸，真难看！

解决办法：保证每天8小时以上的睡眠，除非万不得已，尽量不要熬夜，养成良好的作息习惯。

（8）内分泌失调。有些女孩子虽然清洁工作做得挺勤快，脸上出油也不多，可总是会出现一些成片的细小痘痘，这多半是内分泌失调引起的。

解决办法：在继续做好清洁肌肤的同时，调理好自己的内分泌，通过内服与外养肌肤来达到标本兼治，痘痘问题自然迎刃而解了。

（9）药物。是药三分毒，特别是有些药物本身就含有刺激性成分，如含溴化物、碘化物的药品，以及一些避孕药内含的性激素，都会对痘痘的产生起到催化作用。

解决办法：容易长痘痘的人在使用药物时要先注意药物成分，尽量避免服用含有有害成分的药物；因口服避孕药而长痘痘的姐妹，是否可以尝试一下其他避孕方法呢？

（10）角质厚重。有时候，干性皮肤也会长痘痘，倒不是油脂分泌过多，而是角质积累堵塞了毛孔，“闷”出了痘痘。

解决办法：按时做好去角质的工作，保持毛孔顺畅。

（11）生理期。有些女孩子在生理期前一周，下巴部位特别容易长痘痘，这是由内分泌改变引起的。

解决办法：生理痘痘在月经过后会自动消失。所以只需在长痘痘的时候使用一些消炎、镇定的保养品就可以了。

“战痘”宝典

白糖洗脸去痘：在用洗面奶洗完脸后，取一点儿白砂糖放在手掌上，加少许水，用手掌磨细（防止太过刺激），然后放在脸上揉洗1分钟左右，再用清水洗干净。每天洗3次，一个星期后就能感觉到面部光滑白嫩，长期坚持对消除暗疮、痘印都很有效。

苹果消痘贴：将沸水倒在一片苹果上，泡几分钟直至苹果变软；将之从水中取出，待其冷却至温热时贴在痘痘上，保持20分钟左右；取下，用清水洗净面部。

维生素E胶囊：把胶囊刺破，涂在痘疤上，可以加速皮肤修复的进程。维生素E是皮肤新陈代谢的催化剂，任何护肤品的维生素E浓度都不可能高过胶囊，所以它超级有效。

海藻面膜，敷出水润肌肤

鱼儿为什么不长皱纹？海豚的皮肤为什么光滑照人？因为它们都生活在大海里。

如果说水是生命之源，海洋就是维系生命活力的宝藏，所以那么多大牌护肤品都要借助各种各样的“海产品”来增加卖点。虽然我们不能生活在海洋里，但可以给你介绍一位海洋使者——海藻！它可是潮女们最推崇的DIY面膜法宝，物美又价廉！

海藻面膜好脾气，人人都能“合得来”

海藻面膜适合任何皮肤、任何年龄的女性。油性皮肤的女性，用海藻面膜能吸附脸上的油脂、角质皮屑，让毛孔保持通畅，既能够控油，又可以补水。如果是干性皮肤，那就更不必说了，海藻最大的功能就是补水，不过敷完后一定要抹上锁水霜。皮肤敏感的女性，敷海藻面膜也很合适，因为海藻是真正的纯天然植物种子，质地非常温和，过敏的概率很低。在美容院里，海藻面膜常常被推荐给敏感、晒伤肌肤的人，其安全程度可见一斑。

海藻面膜，温水中的魔术

海藻面膜很神奇。

取出10～15克海藻倒进面膜碗里，加入温水，一定要用温水调，这样出胶会更多、更快。接下来注意看——一点一点地加水，就能看到那团海藻在不断地吸水，搅一搅，神奇的事情发生了！海藻在不断地变大，一些透明的、黏黏的东西出来了，这就是胶质。继续加水，出胶越来越多，胶质源源不断地往外冒……怎么样，很神奇吧。是不是感觉像变魔术一样？试着挑起一点儿，还能牵出长长的丝呢。一定要让海藻吸饱水才能往脸上敷，因为海藻的吸水功能太强了，如果没有吸饱水分，敷到脸上它就会吸收皮肤里的水分，那就得不偿失了。

敷膜过程Follow me

很多女性初次使用时，都会觉得海藻面膜不好控制，很容易滑下来，这是因为没有掌握正确的方法。海藻面膜和其他面膜不同，不是用面膜刷或面膜棒把面膜一点点涂到脸上。海藻有很多胶质，黏性很大，可以像抻面皮一样将面膜慢慢拉开，然后仰起头，将面膜从下至上覆盖在脸上。这样比较顺手，也很容易把海藻展开。等完全展开了，再用手在眼睛、鼻子、嘴巴这些地方抠出洞来，就大功告成了。过一会儿，海藻面膜就能附着在脸上，即使走来走去也不会掉。

20分钟之后，即使感觉海藻面膜还很湿润，也该洗脸了。只要是纯正海藻，清洗很容易，可以整张揭下来。如果发丝上沾了些海藻，不要使劲扯，蘸点儿水打湿，就能擦下来。再看看镜子里自己的脸，是不是水嫩了许多呢？

记得做完后用锁水面霜保留水分。一周用3次，坚持使用一个月，皮肤就会有整体改善。

海藻还有强大的保水功能，它甚至能代替面膜纸呢！比起面膜纸，它的保水效果要强3倍以上！而且，对于有特别偏好的女性来说，玫瑰纯露、爽肤水、牛奶、蜂蜜水、黄瓜汁、蔬菜汁等等，都可以放心地与海藻搭配使用。

保湿的芦荟汁加上保湿的海藻，保湿效果双重显现。方法很简单，在调海藻时加入20毫升的芦荟汁就行了。要注意的是，加入了芦荟汁的海藻面膜更容易变干，所以，一定要在面膜变干之前赶紧揭下来！

美肌五原则——润·滑·紧·弹·白

肌肤护理最终要达到一种什么样的境界呢？美丽的肌肤究竟是怎样的呢？很多人可能会有这样的疑问。

“润、滑、紧、弹、白”即湿润、光滑、紧致、有弹性、白皙，这就是美肌的五项原则，也是肌肤护理所要达到的最高境界。也就是说，当肌肤达到了这五大目标的时候才是最完美的。因此，当我们给肌肤做护理的时候，就要朝着这五大方向努力。比起单纯的肌肤护理，我们强调做前一定要有一个明确的目标，也就是你想要肌肤朝着哪个方向走。每天早上起床后对着镜子里的自己，看看自己有什么变化，脸部皮肤是否粗糙、嘴唇看起来是否丰满、脸色是否暗淡无光、有没有黑眼圈等。然后，你就要考虑怎样才能解决皮肤出现的种种问题，有针对性地进行肌肤的护理。

1. 湿润的肌肤

湿润的肌肤要求肌肤一定要有充足的水分，水分充足的话，肌肤自然就很饱满，看起来也就水水嫩嫩的。要做到这一点，就要保证肌肤的水油平衡。有些人因为觉得自己是油性皮肤，只顾着给肌肤去油，通常就不太注意补水，但又会发现脸上某些部位有皮屑、肌肤缺乏光泽等，其实这些都是肌肤不够湿润的表现。出现这些问题的人，应该将精力花费在给肌肤补水上，而不是单纯地去油。补水面膜、保湿液、精华素才是她们真正要选择的。

2．光滑的肌肤

光滑的肌肤通常通过洁肤就可以得到。肌肤正常的新陈代谢往往会产生一些老化的角质，当它们大量地堆积在一起时，就会阻碍肌肤正常的呼吸，导致油脂分泌过多。而一旦肌肤陷入这种状态，自然很难保持光滑细腻。所以，尽可能地清除毛孔中的残留物，是保持肌肤光滑细腻的关键。磨砂洗面奶或者去角质面膜，都可以加速促进肌肤的新陈代谢。

3．紧致的肌肤

紧致的肌肤也就是拥有美丽光泽的肌肤。从视觉上来讲，它要求肌肤给人一种健康的光泽，必然要有充足的水分和营养；不是光给人滋润的感觉，还要娇嫩有光泽；除此之外，肌肤还要显得细腻而紧绷。因此在做皮肤护理的时候，一定要注意加强肌肤的柔软度和坚韧度。在给肌肤补充水分、油脂的同时，也要加入营养的护理液和精华液来增加肌肤的紧致感。

4．有弹性的肌肤

每个人都希望肌肤像皮球一样充满弹性。当岁月无情地流逝使肌肤渐渐失去弹性时，不免让人感到悲伤。为了避免过早地陷入迟暮之列，就要做好对肌肤真皮层的护理。只要肌肤恢复了真皮层的活力，表皮层的松弛问题自然就可以解决。另外，早晚的精华液护肤不可少，一周一次的去角质也不可少。

5．白皙的肌肤

俗语说：“一白遮百丑。”不管相貌如何，只要你够白，看起来自然入眼。美白最重要的工作是防晒。所以，进行户外运动时，为防止日晒，除了携带遮阳伞、太阳镜之类必不可少的防护工具之外，一定还要擦上防晒油、隔离霜等。灰尘、空调、紫外线等都是肌肤的大敌，睡眠不足、精神压力大、偏食也会给肌肤造成伤害，要保持健康美丽的肌肤，就要从这些日常生活中的小事做起。

再也不用为“皱”心焦了

白皙细腻、宛如陶瓷的肌肤，是每个女人的最爱。可是，皮肤的生长期一般在25岁左右就结束了，光滑娇嫩的肌肤开始被皱纹一寸寸地蚕食，所以要想有好的皮肤一定要先下手为强，做好各种防护措施，让皱纹来得晚一些，更晚一些。

有的女性朋友，每天都会忙到很晚才睡，鱼尾纹等小细纹就过早地爬上了原本光洁靓丽的脸颊，浅浅的，让人无端感伤岁月的无情。女人是花，护养不当便会形容憔悴。看到这些细小皱纹，很少有女人会不心急。

下面这些方法都是女性朋友在抗皱过程中总结出来的，效果不错、操作简单，现在介绍给大家，希望女性朋友们再也不用为“皱”心焦了。

去皱也可以返璞归真

米饭团去皱：家中香喷喷的米饭做好之后，挑些比较软的、温热又不会太烫的米饭揉成团，在脸上轻轻滚揉，把毛孔内的油脂、污物吸出，直到米饭团变得油腻、污黑，然后用清水彻底冲洗，可使皮肤呼吸通畅，减少面部皱纹。

鸡骨去皱：皮肤真皮组织的绝大部分是由弹力纤维构成，皮肤缺少了它就失去了弹性。鸡皮及鸡软骨中含有大量硫酸软骨素，它是弹性纤维中最重要的成分。把吃剩的鸡骨头洗净，和鸡皮一起煲汤，不仅营养丰富，常喝还能消除皱纹，使肌肤细腻。

果蔬去皱：丝瓜、香蕉、橘子、西瓜皮、西红柿、草莓等瓜果蔬菜对皮肤有最天然的滋润、去皱效果，又可制成面膜敷面，能使皮肤光洁、皱纹舒展。西红柿中含有丰富的维生素C，能保持皮肤弹性，防止上皮细胞萎缩老化。把西红柿切碎榨成汁，加少许蜂蜜调匀，涂抹在脸上，有很好的去皱效果。橘子所含的B族维生素，有收敛及润滑肌肤的作用。将橘子带皮捣烂，浸入低度白酒内，加适量蜂蜜，放入冰箱一周后取出食用，有润滑皮肤及去皱纹的功效。将香蕉搅成泥，加半汤匙橄榄油，搅拌调匀，涂抹在脸上，也有去皱效果。

生命不息，去皱不止

喜欢皱眉头、大笑的女性是否发现脸上已经留下了不少小皱纹？别急，解决问题并不难，只要每天坚持5分钟，在脸上东按按、西摸摸，很快就能恢复以往细致、光滑的状态。

消除眼下皱纹：先在眼皮、眉毛和太阳穴抹上一些细腻润滑的按摩霜，然后手指轻按在双眼两侧，接着把皮肤和肌肉朝太阳穴方向拉，直到眼睛绷紧为止，双眼一闭一张连续6次，然后松手。重复4次，约1分钟的时间。

消除眼角皱纹：眼角的肌肉离额角很近，将食指和中指按在双眼两侧，轻轻闭上眼睛，手指向斜上方轻推眼侧皮肤。如果眼皮下垂，则手指缓缓朝两旁耳朵方向推移，从1数到5，然后松手，重复6次。伴随使用细腻润滑的按摩霜。

消除前额皱纹：双手合掌，拇指朝向脸部，靠在额头中央，鼻子的上方。两手上下移动，利用拇指至手腕的肌肉按摩额头。再以同样的姿势，从一侧的太阳穴，按摩额头至另一侧太阳穴，往返3次。如此重复3次。伴随使用细腻润滑的按摩霜。

健美下巴肌肉：先在下巴涂一些细腻润滑的按摩霜，以右手食指从右侧嘴角的下端开始，用力按摩下巴的右半部，来回10次；再以左手食指按摩下巴的左半部。另外，用手指将下巴尽量往上推，使下唇紧贴着上唇，从1数到15。

健美脸颊肌肉：将食指和中指按在嘴角边，轻轻将皮肤肌肉往鼻子方向推，再用力把手指划过脸颊，将脸颊皮肤肌肉带向耳朵。如此重复6次。

OK，下面的任务就是美美地去睡一觉，早上起床的时候去照照镜子，微微笑一笑，看看你的肌肤是不是像细瓷那样美？

中药调理，让肌肤焕发青春光彩

每个女人都希望自己是十全十美的，从身材到气质再到精神，时时都在为打造自己而努力，却总是对自己没有信心：“怎么才能达到十全十美？”

在科技发展的时代没有什么是不可能的，中药养颜就是一条最好的途径。中药养颜是个漫长的过程，不坚持吃，效果就很难体现出来。早在远古时期，中药就是一些权贵养颜的选择，随着时代的变换，医学专家经过各种研究探讨发现，中药不仅可以调节内脏器官的功能，更是让肌肤焕发青春光彩的关键，让人们在拥有健康的同时，也让肌肤成为他人眼中的亮点。

中药配用效果好

中药是医学传统的继承，随着时代的进步，许多中药都被现代科学证明具有很强的美容功效。中药除了具有局部滋润修饰和治疗的作用外，还可以通过皮肤吸收以补益气血、温经活络、祛风散寒、调理脏腑，体现出整体调节、综合平衡的美容法则。若能有效地将多种中药搭配服用，让肌肤青春永驻将不再是个遥不可及的梦想。

1. 黄芪配当归

在医学研究中发现，人的面部经络是最为丰富的，血管、神经等大多都在面部聚集。人体充沛的气血会把脸部经络滋润得很好，使肌肤保持健康的色泽；反之，则会使人的面部变得晦暗，缺乏红润色泽。如果经常易怒，血液流动就会不畅，血液中具有垃圾属性的物质就会在额部或是颧部等处淤积，久而久之就会形成人人讨厌的黄褐斑。祛除黄褐斑的方法很简单，每天将生黄芪15克、当归5克，混于水中煮约30分钟后，将汤液倒出，再加适量水后煮30分钟，然后将两次汤液混合，在一日内饮服完即可。

尽管中药的药效并不明显，但若坚持服用，便会明显降低色斑和周围皮肤的对比度，同时还会使肤色增白，且光泽增加，气色和精神都会变好。时间久了，面部黄褐斑、面色无光泽，或者是时间比较长的痤疮与暗痕都能有效消除。这两种药物搭配服用的方法主要适用于颜面生黄褐斑，面色晦暗无泽，身体较为虚弱，容易出现乏力、疲倦等症状的人群。

2．白芷配大黄

每个处于青春期的少男少女，常常会觉得身体里存有火气，倘若这种火气无处宣泄，青春期就会变成被痘困扰的时期。另外，情绪急躁或爱吃辛辣食物的人，由于食用过多以辣为主的食物，致体内火气过旺，从而淤积形成痤疮。对于爱面子的青春期少男少女来说，这是极其影响“面子”问题的。

成为青春期伙伴们眼中的亮点，拥有靓丽的肌肤是所有年轻女孩的梦想，而要远离痘痘与痤疮的影响，并让其永不再现，中药是最好的选择：每日将白芷6克、大黄2克，水煎服用，若大便不通畅可增加大黄用量。或是将白芷和大黄等份研成极细的粉，用生蜂蜜调成糊状，涂抹于痤疮表面。这样在内服外敷、双管齐下之后，就能有效改善面部状况，摆脱颜面痤疮、肤色较暗、油性较大等肌肤症状带来的困扰。这种药方对于颜面部生痤疮、红肿、化脓，或是大便秘结者极为有效。

3．白及配玉竹

皮肤是人体的最外一层，它的变化直接反映着人体的健康状况。健康与养颜是一体的，人体内的水分能否有效存储，将直接影响皮肤的状态。中医学中认为，内脏和皮肤的关系最为密切，直接影响皮肤的干燥和皱纹程度。皮肤干燥、粗糙、无光泽，已成了困扰爱美人士的一大问题。

中药的合理搭配是改善这种状况的最佳选择：用适量玉竹加水煎煮。然后按一天饮用白开水的量进行服用，就能有效改善皮肤出现的状况。另外，将白及加工成细粉，再用水调稀，将其涂于面部，就会使皮肤变得细嫩。两者同时使用，一个从内滋生水分滋润肌肤，一个锁住水分滋养肌肤，双管齐下的效果更为明显。对于风吹日晒较多，皮肤粗糙或是有皱纹等与实际年龄偏差较大的女性来说，这两种药物是解决皮肤粗糙、皱纹增多问题的优先选择。医学专家提醒人们，需要注意的是，虽然极少有人对白及产生过敏，但仍建议在正式使用前，先让局部皮肤试用一下。玉竹在服用后会使大便变得偏稀，这属于正常状况，停药后即可好转，所以人们在服用时大可放心。

4. 薏苡仁配藿香

对于油性肤质的人而言，面部油脂的分泌是最令人烦恼的问题。这种油脂的根源在于体内没有完全代谢掉的湿性垃圾产物，仅靠去油化妆品是很难将其彻底根除的。而人体内负责管理、运输和清除湿性物质的脏器就是脾，若脾功能较好，体内的湿就会在正常值的范围之内；若脾处于亏虚状态，就会使体内大量的湿性产物存留，从而使脸部出油，使身体长出赘肉，这些对于爱美的女性而言，都是极其令人苦恼的。

长期用中药进行调理是改善油性肤质的最佳选择：薏苡仁是传统中药的一种，具有祛除体内垃圾、强壮脾胃的作用。最佳的做法是：先将60克薏苡仁与米入清水中煎煮近1小时，待米烂透前的15分钟，将3克藿香用纱布袋包好投于其中。煮好后去掉纱包，即可服用。它能有效解决面部油脂较多的问题，对于那些受面部油脂困扰、体态偏胖、用油性皮肤适用的化妆品效果不明显的群体而言，是极好的选择。

5. 地肤子配防风

这两种药物可以有效改善人体皮肤过敏的症状。过敏多是由于身体对入侵物质较为强烈的不适应而导致的，这种情况多在体质较差、过于敏感的人身上出现。在中医看来，脸部如果出现过敏症状，一般情况下认为是风邪导致的。所以解决这种问题的方法是去除体表风邪，同时强固体表，防止风邪再次入侵。而地肤子与防风就是最为常见的药物选择。

从中医学中的记载来看，地肤子对于由过敏导致的瘙痒及风疹等症状的消退作用较为明显，可有效防止风邪入侵。由于地肤子比较细小，所以应用纱布包裹后煎煮。可选用地肤子15克，防风约6克，将其煎好后内服；也可将其研碎后外敷。这种方法对于皮肤经常出现风疹、瘙痒、风团、水肿等过敏症状的人群而言，是较为直接有效的。

养颜对于新时代的女性而言已经成为一种时尚。而中药养颜的效果在古时候已经有所建树。对于渴望健康而又渴望青春的人们而言，中药养颜也已经成为大势所趋。医学专家建议，中药可以养颜，但在使用时应听取专家意见，配合说明内服外敷，这样使用时才安全，才是养颜的有效保障。

修炼美好肌肤，由内而外

想要修炼出美好肌肤，光做表面功夫是不够的，除了加强对肌肤表面的护理外，还要从内部开始修复。美好的肌肤，是由内而外修炼出来的，想要练就美好肌肤，首先应该对肌肤做一个全面的了解。问问你自己，你了解自己的肌肤结构吗？皮肤看上去薄薄的，其实结构很复杂，一般分为两大部分：表皮和真皮。我们指的肌肤通常都是肉眼看到的部分，也就是肌肤的表皮部分。它是角化的复层扁平上皮，主要由角质形成细胞组成，是皮肤的浅层结构。真皮位于表皮深层，支撑着表皮，其内分布着各种结缔组织细胞和大量的胶原纤维、弹性纤维，不断地吸收水分和营养物质而膨胀，以此支撑表皮层，使皮肤既有弹性，又有韧性，也让肌肤显得健康而光滑。

1．表皮层的护理

表皮层的护理是最基本的，如果连表皮层的护理工作都做不好，光滑紧致的肌肤将永远是种奢望。表皮的角质层新陈代谢的周期一般为28天，在这个周期中，新产生的角质层不断在肌肤表面堆积，阻塞毛孔，就会引发诸多肌肤问题，清洁肌肤就显得很重要。除了一个月至少给肌肤去一次角质，经常做化妆水面膜外，防晒工作也不容小觑。出门前做好防紫外线的准备，卸完妆也要认真清洁毛孔。

2．真皮层的护理

除了做好表皮层的护理工作外，还应注意真皮部分的养护。肌肤的真皮层纤维组织随着年龄的增长而呈现出不同的状况，人在年轻的时候，真皮层的纤维组织很紧密，能够储存充足的水分和营养。随着年龄的增长，纤维组织储存水分、吸收营养的能力就会开始下降，纤维组织开始疏松，水分和营养吸收也变得不足，肌肤慢慢就会失去弹性和韧性，造成肌肤松弛，以及皱纹的产生。要防止这些状况的出现，就要学会使用精华液。精华液能够穿透肌肤的表皮层，直接渗透到肌肤深层的真皮部分，及时给肌肤补充水分和营养，滋润和活化真皮组织。

白里透红，让你美到“没朋友”

健康的女人面色看上去犹如白色的丝绢裹着朱砂，白里透红；相反，不健康的女人则常常表现出多种异常的脸色，如苍白、潮红、青紫、发黄、黑色等。大多数东方女性梦寐以求的美丽肌肤，首先就是肤色白皙健康红润，宛如白瓷般散发着动人的光芒，呈现出一种漂亮健康的状态。

中国有句俗话是“人白美七分”，可见在广大群众的眼里，皮肤白皙就是美。但是这个“白”要往细了看也是很有看头的，有“白里透红”“脸色苍白”“白里泛青”“白皙细腻”等许多状态。以上这四种白法我们可以很轻易地分辨出“白里透红”和“白皙细腻”是美丽的。虽然目前流行的非主流化妆中，模特骄傲而“苍白”的脸也很有美感，但拥有自然、白皙、红润的肌肤才是最健康的，是令所有女人羡慕的。

美白谁都会，用一些美白产品就可以拥有均匀的肤色。不过市场上很多美白产品都含铅、汞等有害物质，长期使用会对皮肤产生伤害，所以姐妹们最好还是少用，而且用过后会显得不自然。

其实，想要白里透红的好肤色、好气色也很简单，中医就可以帮你实现。

但美白并不是一两天的事，耐心和恒心才能铸造美白的肌肤。

为什么有的人不白

中医认为，最容易影响肤色的，当数肝、脾、肾三脏。《黄帝内经》中就提到要“养于内、美于外”，如果一个女人身体内脏腑、经络功能正常，气血充盈，则面色红润，皮肤细腻光滑；反之，若脏腑功能失调，气血不顺、精气不足、阴阳失调，肤色就容易黯沉，易产生色斑及皮肤水肿松弛等皮肤问题。因此，只有内在的问题解决了，肤色才会散发出自然靓丽的光彩，才能从根本上达到健康美颜的功效。

兼顾家庭和工作的女人，经常处于忙碌、压力大、紧张及情绪差、易怒的状态下，经常会出现肝气郁结等情况。中医认为，肝主疏通及宣泄，功能是疏泄全身气血及津液，肝气郁结会产生气血逆乱及瘀滞，肤色便会蜡黄而黯沉。

中医所谓的“脾主中州”，意即脾在五脏中主要是吸收营养再滋养其他的脏腑，所以中医的脾主统血，也主肌肉、主四肢，是气血的生化之源，如果饮食失调及心神不宁影响了消化功能，就会产生脾虚湿蕴的现象。而脾脏一旦虚弱，肌肤得不到滋养便会萎黄发黯，没有光彩可言。

至于肾在影响女人美白方面，中医则认为：肾是主掌人体全身津液平衡的，倘若操劳过度则会使水亏火旺，虚火上升而郁结不散，使皮肤粗糙黯沉，不亮白。

吃枣，让你白得更靓丽

大枣果肉肥厚，色美味甜，富含蛋白质、脂肪、糖类、维生素、矿物质等营养素，因此大枣历来是益气、养血、安神的保健佳品，对高血压、心血管疾病、失眠、贫血等病人都很有益。

在中医学上，大枣是性温味甘的药材，归脾、胃经，能补中益气，对于容易血亏的女性还能起到养血安神的作用，同时大枣富含维生素A和维生素C，这一点也符合西医营养学的美白效用。

我国明代《医学入门》中记载的“三白汤”，即白芍、白术、白茯苓各5克，甘草2.5克，水煎，温服。这个方子最初是被用来治疗伤寒虚烦，后来发现可以补气益血、美白润肤，遂在民间流传开来。此方配伍精良，适于气血虚寒导致的皮肤粗糙、萎黄、黄褐斑、色素沉着等。白芍、白术和白茯苓是传统的润泽皮肤、有助美白的药物，它们与甘草配伍还可以延缓肌肤衰老。

在中医理论中，白芍味甘、酸，性微寒，有养血的作用，可以治疗面色萎黄、面部色斑、无光泽；白术性温，味甘、苦，有延缓衰老的功效；白茯苓味甘、淡，性平，能祛斑增白；甘草性平，味甘，有润肤除臭的功效，用于脾胃虚弱所导致的口臭以及皮肤皲裂等。

其实，女人美白、祛斑的方剂并不少，除了三白汤，晋代葛洪的《肘后备急方》首创了用鸡蛋、香粉、杏仁制成的美容面膜；还有如《洪氏集验方》中记载的琼玉膏，由人参、生地黄、白茯苓、白蜜组成，对女人也有益气养阴、润肤增白的作用。

要想白，就这么做吧

除了食疗之外，通过经常按摩身体上的美白穴，也可以有效改善我们的肤色。对于女人来说，按摩穴位的好处是可令全身肌肤改善而变得美白，不像外涂方法般只能有效于涂抹位置。但由于按摩是需要花费时间的，而且也需要长期坚持才能见效，所以视作辅助疗法最理想。下面介绍几个浴后按摩，美白效果很好的穴位：

1. 美白养颜四白穴

在这里要特别强调一下四白穴。四白穴在眼眶下面的凹陷处，当你向前平视的时候沿着瞳孔所在直线向下找时，在眼眶下缘稍下方能感觉到一个凹陷，这就是四白穴。

四白穴也被称为“美白穴”或者“养颜穴”。可别小看它，每天坚持用手指按压它，然后轻轻地揉3分钟左右，你会发现脸上的皮肤开始变得细腻，美白的效果不错。

另外，因为四白穴在眼的周围，所以坚持每天点揉还能很好地预防眼病。比如眼花、眼睛发酸发胀、青光眼、近视等，还可以祛除眼部的皱纹。

2. 减退晒黑肤色指压法

用食指及中指的第二节位在耳背的凹下位置按压，每次按3秒钟，反复做5次。

3. 减退天生深肤色指压法

用手掌或海绵沿小腿外侧打圈，左右脚重复交替做，用一点儿力效果会更好；在距离脚踝内侧7厘米位置，用大拇指按压5秒。以上动作各重复6次。

4. 祛汗斑指压法

用双手中指指腹放在眼头位置按压，每次6秒；再用食指及无名指按眼肚位置；然后掩双眼轻按，同样是每次6秒；最后再轻按眉尾至太阳穴位置。以上动作重复10次，一日为一疗程。

通过对面部的按摩，穴位的点压，将饮食调养与之相互配合使用，其实就是经络美容方法。它注重面部皮肤的自然美，着眼点在于调整经络气血的功能。你简单随手的按压都可能达到不错的美容效果。行动起来吧，以白皙肌肤迎接每一天。

第三章

女人，要穿出自己的美

——完美的服饰搭配是美丽的源泉

女人除了性格好，情商高，有爱的能力和工作的能力之外，懂得美和让自己变得更美也很重要。作为一个女人，如果不懂服饰搭配，那真是一件不幸的事。

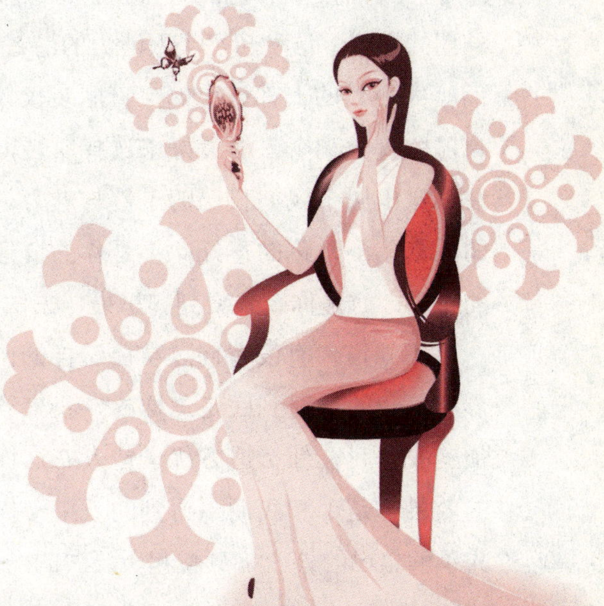

服饰能丰富女人的生命

美国的一位礼仪顾问威廉·索尔比曾经说：当你出现在他人面前的时候，即使别人不认识你，但从你的服饰外表也可以看出你的经济状况、受教育程度、可信任程度、社会地位、成熟度、家族经济状况等等。

我们身体90％的部位都被服饰所覆盖，当我们还来不及观察别人的容貌和猜测对方的心理的时候，我们的服饰就已经先让对方形成了第一感觉，这就是第一印象。而这种第一印象则决定了对方是愿意接近还是要疏远我们，甚至决定了我们和他人交往的成败。因为，在快节奏的生活中，人们很难与初次见面就不感兴趣的人再进行第二次、第三次或更长期的交往，这种超乎个人能力的潜在力量影响着人的未来。

大多数的人都认为，穿着服装仅仅是为了美，为了漂亮，经常会凭自己的直觉和个人的爱好来选择服装，而不去想到底该怎样合理利用服装来穿出属于我们自己的个性与魅力。其实，决定今天你该穿哪套服装的因素，不是你的喜好，不是你的情趣，也不是你希望打扮得漂亮出众的愿望，而是你今天要到哪里去，去做什么，希望得到什么。

不知道你有没有问过自己这样的问题：我的肤色和发色适合什么色彩群？我的身材到底是怎样的？我应该在哪方面修饰自己才能让自己更加美丽？我在什么地方优于他人？这样一件衣服穿在身上会产生什么样的效果？是否和我期望得到的效果一样？其实扮靓的第一步就是必须要先了解自己的外表、身材和所要去的场合。

我常常和我身边的朋友讲，女人的一生每天都在和服饰打交道，服饰可以成为你人生的助手，每天不断地帮助你；也可以成为破坏你美好人生的罪魁祸首，给你带来失败。

你的服饰每天都在给你身边的人讲你的故事，你希望它告诉别人你什么样的故事呢？是不是一看衣服就知道你的生活每天都是乱糟糟的？你十分懒散，对工作没有兴趣，对老公不理不睬，在客户面前无法展现自己的强势，你看上去连自己都不喜欢自己，这样的女人是你吗？

你还是想告诉别人，你是一个热爱生活的女人；你的同事和朋友都很尊敬你；你也许没有超人的学历，但你是一个懂得生活、有品位的女人；你身边的人都很喜欢你，周围时刻围绕着快乐的气息，你对人生充满了希望。

作为女人，时刻要牢记一点：服饰时刻在替你说话！你也可以通过服饰，把自己打扮成你想要成为的样子。

你想成为一位温柔兼带威严的母亲吗？那么请带上小小的耳坠及耳环吧！这样孩子会比较听你的话。

你想在公司里取得更大的成功吗？穿单色的衣服会让你智商高出许多。

你想重温初恋的甜蜜吗？那么就穿上能修饰你体形及体现你有主见的洋装吧，你能立刻成为你的另一半眼中的女神。

作为一个女人，你要牢记这样一条真理：服饰能丰富你的生命！

女人要穿出自己的风格

不是任何一件衣服都适合所有女人穿的，所以，不管你的气质是如何的高贵，不管你的外表是如何的漂亮，假使你没有找到呈现自己风格的诀窍，那么，你就不能真正展现出最美丽的你。

可以说，风格是服装造型中最困难也是最重要的一个环节了。不少女人就是由于对这个环节缺少认识，因此不能给自己进行明确的形象定位。作为一个女人，首先要好好地思考一下：我想成为一个什么样的女人？是职场的精英还是渴望男人呵护的小女人？下面介绍六种不同风格的女性，你能够通过比较找到最适合自己的风格。

优雅型女人，男人的最佳伴侣

优雅型女人最具有女性特征，生活上，她们是典型的贤妻良母。性格上，她们温和、娴静，有小家碧玉的感觉。她们有着浓郁的女人味。她们柔而不媚，优雅又温婉，她们始终给男人细致的关爱与体贴。

她们通常都有这些显著特征：脸部轮廓和体形特征都偏柔和，柔软滑润的皮肤；温和亲切的性格；优雅丰盈的体态；即使声音和眼睛都是温柔舒爽的。

优雅型女性是男性最理想的伴侣。然而，并不意味着这个类型的女性就一定是依顺的或软弱的，她们常常最善以柔克刚，并且表现得极有耐心。

无论在什么年龄层次，优雅型女性总是尽显温文尔雅的本色。因此最适合曲线裁剪的款式和柔和的面料。服饰上应追求飘逸、女性化的风格。细腻的套装、柔软的褶裙或荷叶裙、带花边衬衣、连衣裙等都十分适合你；丝巾对这类型风格的人将会起到画龙点睛或锦上添花的作用；发型也要追求飘逸和柔和；饰品应该选择女性化的、曲线型的，如花朵、圆圈等造型；化妆不可太浓，不要破坏你的柔和美。这类女性最忌讳中性打扮。

浪漫型女人，让男人着迷的女人

浪漫型女人最具女人味，她们的最大魅力就是“性感”。五官、身材、声音等都是迷人的、性感的。特别是眼睛，总是含情脉脉的，放“电”一样。

她们的五官、身材都是圆润的、凹凸有致和婀娜妩媚的，看上去非常柔软的感觉：骨架较小，看上去给人一种华丽、迷人、成熟、大气，还有那么一点“侵略性”的感觉，如影后舒淇。假如是艺人绯闻也较多，因为这类型女人最令男人着迷。

浪漫型女性最值得注意的是怎样保持品位和装扮上的“度”。一不小心，缺少了品位和失去了“度”，就可能给人以“从事不正当职业”的印象。

花边衬衣、大荷叶裙，乔其纱或针织、真丝天鹅绒等都可以恰如其分地映衬出这类女性的身体曲线；水滴、彩虹似的图案很漂亮，豹纹也是你能够驾驭的；休闲装不妨尝试一下裙裤配兔毛毛衣或蕾丝衬衣；化妆时应以妩媚的双眼为重点，可以戴假睫毛，睫毛膏要尽显多情的气质。发型应选择柔和的鬈发、波浪和长发，并且是你修饰的重点；丰满红润的嘴唇是你的又一亮点，多涂几层亮彩的唇膏吧，效果是倾倒无数痴男帅哥。

少年型女人，中性美女

这是一群具有“中性美”的女中英豪，像超女中的李宇春、周笔畅等。她们性格外向，爱动、爽直；外型英俊、洒脱、帅气；做事干净利落；身材呈“H”形，五官中性、简约、直线；年龄看上去比同龄人显得小，这都是典型的“俊秀”少年型人物特性。

不过并非一切少年型人的特征都很明显和标准，像张曼玉、关之琳、奥黛丽·赫本等，她们同时也具备了少女型人的不少特点，这不值得惊奇，毕竟有些人的可塑性很强，她能够同时跨越两种或两种以上风格，生活中的这类人也非常多。

还有一种女人属于“睿智少年”型，她们尽管同属于少年型，可是她们的外形则给人留下成熟、沉稳、豁达、干练的感觉，是“男人型”而非“男孩型”的特征，我们也可以说她们是“长大了的少年”。

少年型风格的女人最有男人缘。她们最容易和男人们“结为兄弟”做“哥们”，也最容易成为男人们的红颜知己。

少年型风格在装扮上应掌握如下技巧：

假如你是少年型风格，又酷爱牛仔系列，那就尽情穿吧。唯有少年型风格的人才可以把牛仔装穿得最有韵味和最具时尚感；长裤、裙裤、直统短裙、A字短裙等十分适合少年型人；图案要选择有规则的几何图形；几件衬衫和几套直线裁剪的短套装，就完全可以展现职场魅力了；佩饰应是小巧、有个性的几何图形；领带也是少年型人最适合的佩饰；直发、超短发或微烫但有直线感的发型就好；化妆最好不要有损面部的简约、流畅感，不可着色过多。

少年型风格的人切忌华丽、高贵、松散、烦杂、妩媚的装扮。

少年型风格的人着装一定要注意的是怎样增强女性甜美、温柔的成分而又不改变自我的风格。

戏剧型女性，盛装晚会中的出彩者

先看一下我们熟悉的几位中外名人——凯瑟琳·赫本、波姬·小丝、茱丽亚·罗伯茨、毛阿敏、韦唯、蔡琴、斯琴高娃等，她们身上有哪些共同的特征呢？

她们是不是个子较高，骨架大或有骨感，五官分明、立体、夸张、大气呢？这类型的人就是戏剧型风格的人。她们看起来比同龄人成熟；比自己实际的身高要显高；不管在什么地方、出现在什么场合，她们都有着强烈的存在感，让人不可忽视；她们很容易形成一个磁场，在那些华丽、隆重、盛大的场合下形成一个中心的焦点。

戏剧型女性由于自身强烈的存在感，在所有行业或领域，都可以跟男性一决高低。她们比其他类型的女性要强势，更适合成为一个领导者、管理者或是一个核心人物。这类型的女性的装扮要强调一个词，那就是“夸张”。大开领的衣服、喇叭袖、夸张的多层花边、男性化西装、紧身深开衩长裙、垂感好的金银丝织物以及皮毛等质感强烈的服装，都是最适合的装束。化妆也好、做头发也好，都应该夸张。饰物也要戴大个的，一切与众不同的就是适合这类型女性的，因此完全可以放心地去冒险尝试，在这方面，这类型女性有太多的优势。

尽情地去参加各种盛装晚会吧！它们是最能让这类型女性出彩的场合！戏剧型女性一定要避免中庸的、不成熟的、小巧的、没有个性的服饰。

古典型女人，最具“贵族”气质

端庄、大气、举止得体、有着贵族般气质的女人，她们始终都保持着整洁、规范、干净的着装与颜容，回避闲散和随意，发型也一丝不乱。她们成熟且高雅，追求高品质的东西，第一印象给人一定的距离感，或者常被人称为“冷眼美女”。这就是古典型女性的典型风格特征。

古典型女性代表着正统派。她们五官比例标准、偏直线；体形匀称、适中，也是以直线为主；整体给人一种传统、严谨、精致、端庄、高贵的都市成熟女性的印象。中央电视台和各地方电视台的不少新闻主持人，都具有古典型美女的气质和特征，使栏目风格和个人风格相互协调，增加可信度和严谨性。

古典型女性能给男人在事业上最大的支持。她们理性、成熟、遵循大的社会规范，使家庭稳固，对自己的要求也很高。古典型女性最会花钱也最能花钱，这对男性的经济收入是一大考验。由于她们高贵、典雅的气质，以及精致、端庄的外表，就决定了她们的服饰一定要考究、有品质。珍珠、宝石、翡翠、金银等都一定是货真价实的。

古典型的女性最适合穿套装，垂感很好的西装或香奈尔西装，里面再穿一件丝绸衬衣便是最佳的装扮。发型可选择长发、短发、盘发或保守的烫发等，要简洁、整齐。最不适合牛仔系列。鞋、包、帽等不需要多别致、新颖，但一定要有品位、有质量。化妆应细腻且不留痕迹。

这类型人从头到脚，不管哪个地方，只要稍微一疏忽，就很有可能显得太过朴素，精神委靡，并凸显出年龄感。

前卫型女人，用另类拒绝“平庸”

我们身边时常有这样一群人，她们打扮得时尚、另类、怪异、流行，然而假如你也想像她们一样，那么首先你应看一下自己的整体风格，是否与她们有着共同的特征。

这类型人的服饰：可以是不规则的、不协调的甚至是对立的，她们不拘泥于传统，总是标新立异。她们是时尚和潮流的先驱。虽然有些怪异、另类，但颇为适合。

这就是前卫型风格。她们是奇装异服、古灵精怪、拒绝平庸的人。她们的五官偏小，不怎么标准，但富有个性；眼睛雪亮，清澈逼人；体型虽小，可味道十足；身材比较骨感，小骨架偏多。

前卫型女性常常能给男性们很多意外的惊喜，使他们诧异不已又耳目一新。在这个缺乏创意、处处模仿、雷同的时代，前卫型女性就仿佛一剂强心针一样，给人们沉闷和中庸的生活注入了激情与动力。不管是男性还是女性，都不得不感慨：“原来衣服还可以这样穿呀！”

前卫型风格的人，在装扮上要突出新颖、别致、个性化强的特色，紧随流行与新潮。如颜色醒目、造型怪异或具“异域”倾向的物品——各种流苏靴，造型感强的高跟鞋，装饰复杂的提包、双肩包等，是“前卫型一族”的独有专利。麦穗头、超短发、花样翻新的漂染以及当年流行的发型都很合适。化妆要鲜明、醒目、凸显个性。

前卫型风格的人是最容易打扮得“酷毙了”的那一抢眼人群，代表人物有王菲、吕艳、莫文蔚等。

女人着装的"基本法"

TOP原则是着装的基本原则。所谓TOP是英语中time、occasion、place三个词的首字母缩写，意思是时间、场合、地点。就是要求服装、仪表、修饰因时间、地点和场合的变化而相应地调整。

仪表服饰随时间变化

这里的时间有三层含义：一是指春夏秋冬季节的变化；二是指着装人的年龄档次；三是指时代间的差异。着装应根据四季更替所形成的气候条件、自然背景及其对人们生理和心理的不同影响，并与自己的年龄、成熟度相协调，同时亦须顺应不同时代的风尚、潮流的界定，选择与之相适宜的着装、妆饰和发型。

仪表服饰随地点变化

地点在这里是指环境。穿衣戴帽当然要考虑所处的环境、人、服饰。环境须保持和谐相称，否则环境会对你形成排斥，使你在这个环境中显得格格不入甚至滑稽可笑。你穿着做工精细、色彩中性的职业套裙在办公室里显得端庄而干练，但若出现在晚会的舞场上就会令人尴尬——裹紧的筒裙没法让你随着音乐旋转。所以，应尽量使仪表服饰与环境氛围融洽协调，从而产生良好的视觉效果。

仪表服饰随场合变化

这里的场合指的是特定内容下的对象及气氛。无论是上班还是居家，办喜事还是办丧事，进行商务谈判还是赴约会等，都有不同的形式、目的和与之相配的着装要求及约定俗成的礼仪规则。仪表服饰的整体效果只有合乎这些特定场合及对象的要求，并与其融洽和谐，同时合乎礼仪规则，才会使交际对象感觉到你的礼貌、诚意、教养和情趣，并对你产生好感。

最美的着装还得注意肤色

在生活中，为了达到最美的效果，我们可以用服装的配色来调节自己原本的肤色，也可以通过化妆调节肤色，以求与服装的色彩协调。若能了解自己肤色的特点，并适度地加以调节，将有助于你提高穿衣配色的整体美。东方黄种人的肤色是属于略带橙色的浅黄色，由于皮肤黑色素含量不同或日晒后吸收紫外线的缘故，除了标准的黄皮肤之外，也有较白皙的皮肤或较黝黑的皮肤，以下可以分类型进行探讨。

（1）标准型黄皮肤。黄中略带橙色的皮肤，肤色深浅适中，配色弹性颇大，只要避免使用明度、彩度与黄皮肤很接近的色，几乎任何色彩皆可搭配。黄皮肤属橙色系，若穿着青色系服装则与肤色形成对比调和，所以青色系服装很受欢迎。现今化妆技术已非常先进，化妆品也越来越高级，可借助化妆来调节肤色，使肤色变白或较红润些。

（2）较白皙的皮肤。白里透红的肤色在东方女性中亦是大有人在的，她们可谓得天独厚。白皙的肤色，穿衣时搭配任何色彩皆适合，特别是高明度的浅色调衣服，例如：粉红、淡绿、浅紫等色彩的衣服都特别适合皮肤白皙者穿着。纯色系中的绿色或紫色衣服可令肤色显得更白更美。至于在色调上，无彩色的色调、浊色调，都可与肤色构成良好的对比效果，故而优于其他的肤色。

（3）较黝黑的皮肤。黝黑是指肤色较黯沉，衣着配色尽量避免与肤色同色系，暗色调也不适合，宜采用高明度或高彩度的色彩，也可以用鲜艳的色调来强调与肤色的对比。还可利用粉底色来改变肤色，提高明度，这样对肤色进行适度调节之后，穿着配色的弹性也就增大了不少。

得体的服装凸显女人气质

一位世界著名的管理学家指出，服装是最好的名片。人与人初次交往，90%的印象来自服装。

在社会交往日益频繁的今天，人们越来越重视自己的着装，力求在某些特殊的场合因得体的服装而获得某种交际优惠。俗话说：“人靠衣裳马靠鞍。”服装的可塑性是很大的，从质地到样式，从色彩到装饰，最能体现人的“气质”。

年轻的女性，为了达到服饰美的效果，要注意以下几个方面：

1. 掌握服饰美的核心

服饰美的核心是表现人的美。有的年轻女性不了解这一基本点，在服装上追求“时髦”“高档”和“新奇”。实际上，美与这些是不成比例的。在服饰的选择上，应该充分发挥自己的优势，不要“只见衣冠不见人”；不要以艳丽的色彩掩盖了自己肌肤的本色；也不要以“奇异”的服饰遮盖了自己优美的体形。服饰的美，应为人的美服务。服饰美应该体现在与人的关系上，服饰美就是它与人构成的和谐美。这包含了两层意思：一是服饰与人身体、相貌、性格等因素的和谐；二是服饰自身的和谐，即上下装与其他穿戴的和谐。

2. 服装与年龄要和谐

服饰美具有很强的年龄特征，这种年龄特征尽管因民族的不同而有所差别，但不同年龄要求不同的服饰，已经成为各国普遍的生活现象和文化现象。人们要根据自己的年龄特征选择适当的服装。青春妙龄的二十几岁的少女，身材优美，体态轻盈，全身洋溢着勃勃生机。这是人的一生中不可多得的青春美。她们只有穿上活泼明丽、宽松利落的运动装或便装，少女的天然美、韵律美就会自然含蓄或淋漓尽致地表现出来。30～40岁的女性，从年龄角度来看，应尽量穿明朗色彩的服装，如红、金黄、翠绿等色彩跳跃性强，视野空间较广，且这些服装一般装饰性线条较多，色彩的鲜艳与多变的装饰性线条，可给人以热情、振奋的感觉，适合青年女性的性格与年龄特征。柔和性色彩的服装，如鹅黄、淡绿、血青等，色彩心理反射不太强烈，这类服装的装饰性线条不太多，尤其是大弯曲线条与图案较少，显得安定而宁静，给人以沉静、典雅之感，适于中年女性的年龄特征。凝滞性色彩的服装，如黑色、深黄、深紫等，色彩稳定性很强，光度的传导更慢，这类服装装饰性线条几乎没有，给人以庄重、严肃、质朴的感觉，较适合老年女性穿着。

3．服装与性格的和谐

每个人都有自己独特的个性，在服装选择上也应充分考虑这一点，根据自己的个性选择服装，追求服装与性格的和谐，达到内在性格与外在形式的统一。模仿不是美，拼凑不是美，时髦也不一定是美。只有当人的内在性格与外在服装和谐一致时，人的美才能得到最充分的体现，表现出服饰的整体美，展现出美的风度。

当服装成为人的一种“强加物”时，它会破坏与肢解人的美。如旗袍给人以文静的感觉，“假小子”式的姑娘就不宜穿着。所以，在追求服饰美时要注意服装款式、色泽、质地都应与个性吻合，不可一味模仿。

4．服装与环境的和谐

虽然选择服装的基本出发点是突出个性、服从个性，但是在强调着装个性化的同时，还必须重视环境的因素。即在选择服饰时，应与一定场合的气氛和谐起来。如，自己家有客人来访，作为主人，与其穿上高贵的服装笔挺地陪客，不如系上一个漂亮的围裙，做几样可口的小菜更显风采；置身于婚礼场合，陪伴新郎、新娘的人，以“绿叶”衬托主人的“红花”，肯定比喧宾夺主更令人赞赏；在劳动场合，着工装会有独特的美感；但如果典礼场面也穿工装，则会使人感到过于随便。因此，着装还要考虑与场合、氛围相统一，与生活环境相适应。

5. 服装与职业的和谐

由于职业不同，在社会上扮演的角色不同，因此对服装有着特殊的要求。国外有人曾专门对教师的服饰进行过调查，发现教师衣服的颜色、做工、款式足以影响学生的态度、注意力和行为方式。当一位40岁左右的女教师穿着色泽淡雅、质地柔软、式样简洁的服装时，常会被学生们看作是一个有权威的母亲形象；但如果一个20岁的年轻女教师也如此穿着，就会造成难以驾驭学生的情况，她必须穿着较严肃的服装，才能使学生信服。所以，要注意结合职业特点来着装，以显示出你的工作能力和气质风度。

选择着装，还需“知己知彼”

古语说得好：“士为知己者死，女为悦己者容。”哪一位女士不希望自己在意中人面前大方得体、楚楚动人呢？但是要想“容”，必须知道他“悦”的是什么。也许一些女性有过类似的经历：你精心修饰的结果，却被“他”视为“惨不忍睹”。所以，必须首先了解“他”的品位与喜好，再根据自己的个性做适宜的装扮，尤其是正在暗恋一个白马王子，却还没有机会吐露心声的少女，更需要“知己知彼”。只有如此，当你优雅地从“他”面前走过时，方能赢得一份仰慕。身份不同的男性，对女性的不同着装会表现出明显的偏好和欣赏，你只有“对症下药”，才能取得良好的效果。

1. 符合富有男士鉴赏口味的着装

富有的男士大都十分敏感，一般不会迷信于所谓名家设计的东西。他们一般有着强烈的自我判断力，只是喜欢他们喜欢的，并不在乎钱的多少。

他们喜爱女性身着纯质料的衣装，比如纯毛、高级纯真丝料，即使是纯棉布，也会得到他们的青睐。他们对着装的要求自然也很高，欣赏完美无缺的组合。

富有的男士很少在公众场合露面，一旦出现，只有那种很突出的女人才会引起他们的注意。这种突出包括能干、女人味很重、活泼以及外表靓丽等特点。他们对有权威性的女性并不感兴趣，而显示出色能力的女性才能吸引他们的注意力。

为了突出自己的才能和身份，女性可以选择蓝色或淡褐色裙装，配以对比色上衣，再配上一两件高档精致的首饰。千万注意不能把自己打扮成一个招摇过市的庸俗女性。

更需要注意的是，富有男士对在任何场合的穿着配套要求都很高，所以你一定要留心服装的适宜性：如在网球场上，就只能穿网球装，随随便便的服饰会让他们与你保持距离。

2. 符合中小企业男士鉴赏口味的着装

中小企业家涉及多种行业，不过大体上仍可分为两类：第一类人敢于冒险，第二类人从事比较稳定的生意。

第一类人专门做那种竞争性极强的生意，通常是不大赚就大赔，所以他们对具有竞争意识、能在生意方面对自己有所帮助的女性比较关注。除了出色的衣服，你还应该培养个人的气质，谈吐得当，知道在众人面前如何进退的女性无疑会赢得他们深深的喜爱。

第二类人由于职业稳定，乐于接近较保守的女性，青睐较保守的颜色。女性穿上一条蓝色的裙子，或披上一件深棕色的大衣，或换上一袭淡褐色的套裙，都会给他们以温暖安全的感觉。而穿着有如T形舞台上的时装模特是不符合他们的口味的。

3．符合普通白领男士鉴赏口味的着装

这类男人喜欢规规矩矩。如果你穿得与众不同，就会使这种男人对你敬而远之。你最好穿着落落大方的西服套裙等，注意质地一定要纯正、式样一定要端庄，任何过分性感的衣服都是不合时宜的。他们对于高档名牌时装往往会有较热烈的反应，因为这种服装可以表现出不同凡响的气派。服装的款式应是大家都能够接受的样式，当然不可太过旧式，显得刻板。

4．符合医生鉴赏口味的着装

大多数医生对衣服的完美和谐的要求不高，他们喜欢女人衣着时髦、举手投足气度不凡。与医生交往，不必在衣着与场合是否适宜这点上纠结过多，因为大多数医生在意的只是你是否显得出众、华贵。即使在郊外野餐，也不要穿牛仔服等便装。

5．符合会计师、工程师和科学工作者鉴赏口味的着装

会计师、工程师和科学工作者们都受过极其精确的、如何圆满完成任务的训练，习惯有条不紊、按部就班地工作，他们对于协调性要求较高。

在他们眼中，穿素色衣服的女性最会穿衣，因为素色衣服不存在线条不和谐的问题；而穿花色衣服的女性则得不到他们的丝毫赞赏，原因很简单，他们几乎认为没有一种花样是非常和谐的。会计师、工程师和科学工作者思维缜密，不能理解大胆新潮、标新立异的穿着。对衣着时髦的女性会望而却步，他们中的大多数人对时髦女性持一种不信任态度，认为她们是不诚实的。但对那些穿着给人一种很实在印象的女性则会分外注意。

6．符合律师鉴赏口味的着装

大多数律师欣赏女性穿昂贵、传统式衣服，对用鹿绒、丝绒以及其他看起来很高贵的布料做成的衣服有着特殊的感情。他们喜欢女士用昂贵的配饰烘托高雅，如果你穿上合体的淡褐色、深蓝色、白色或淡黄色

洋装，再系上一条优质丝巾，就不必担心得不到他们的青睐了。

7. 符合教授鉴赏口味的着装

教授最喜欢的是有能力成为教授或看起来很像教授的知识女性，她们有朝气、不拘束，大胆热情而富有想象力。虽然她们的服饰有些不修边幅，但正是这种随随便便的样子赢得了大部分男性教授的欣赏。另外，修饰得十分精致、善于周旋于各色人之间的女性，也会引起相当一部分男性教授的兴趣。

8. 符合艺术家鉴赏口味的着装

艺术家特别欣赏善于驾驭各种颜色的女性。新潮服饰引不起他们的兴趣，能把各色衣饰完美地搭配在一起的女性方会令他们倾倒。你可以试着穿黄上衣、绿裙子、橙色无袖毛衣，再拎一个由多种颜色组合的手提袋，搭配效果非常吸引他们的兴趣。也可以穿一套同一色系、有四五种明暗度的衣服。有调查表明，艺术家特别喜欢女性穿同一色系搭配的衣服，他们喜欢时时能带来新鲜感的女性。

9. 符合蓝领阶层男士鉴赏口味的着装

在蓝领阶层男士的眼中，会选择颜色、使整体看起来和谐的女士有吸引力。他们对于样式不太注重，认为同色衣服是最好的组合。如果你穿上淡褐色的裙子和上衣，适度地喷一些香水再配上整洁的发型，相信可以令他们心驰神往。

用着装修补身材的不足

女性身体比例失调，太高或是太矮，都会使其魅力大打折扣。那么怎样才能使这种先天不足不影响自己的美观呢？最佳的方法就是学会在着装方面进行修补与掩饰。

女性用着装修饰身材的有效方法有很多，这里介绍两种最有效的实用方法。

穿衣协调身体比例十一法

马克思说：“人是按照美的规律来造型的。”

假如你的形体有些缺陷，穿着上能否使服装也产生和谐美呢？能！唯一的办法是采用修饰和夸张的手法，矫正形体的缺陷，美化外观造型，使服装起到衬托人体健美的作用。

其修补比例失调的基本规律为：

（1）瘦小体形者。服装色彩宜用浅色，花型宜用简朴雅致或大花型、宽条纹，款式宜采用流畅简朴的款式。

（2）肥胖体形者。服装宜用深色，忌用浅色。花式和款式宜选用宽直线条。

（3）短颈体形者。宜选用低领圈的款式，如V字领，以造成颈部增长的视错觉。

（4）长颈体形者。可选用宽松的高领和高而紧的领型，中装领、立领、一字领等较为适宜，切勿用铜盆领。

（5）宽肩体形者。宜选用套肩袖和袖口及腋部宽大的款式，并采用“V”形衣领。

（6）窄肩体形者。可选用全身同一色调或下身偏深的服装，在款式上宜选用一字领或泡泡袖的服装，以增加肩部横向宽度。

（7）斜肩体形者。应选用装袖类的款式，或在肩头上处理加工的款式服装。

（8）大胸围体形者。宜选用设计简单，宽松合体的上装，避免系宽腰带。

（9）小胸围体形者。最好穿用柔软的面料制作的较宽的上衣，肩头抽裥或前身打裥，切勿穿紧身上衣。

（10）粗腰围体形者。宜穿着腰围处不过分绷紧的服装，或选用有助于掩饰粗腰围弱点的服装款式，如背心、套衫、开衫等，服装上的花型造成中腰变小的视错觉。

（11）腰节低、腿短体形者。宜穿全身统一色调的套装，穿短直裆的长裤子或提高腰节部位的上装。

会使你增高的穿衣法

一般身材的女人，如果看起来能高一点，会显得更苗条。恰当的穿衣法就能够使你实现这一点。

1．使同色调的衣服看起来有区别

上身和下身的衣服一定要颜色不同，但总体上应该相衬。而同色不同质料的衣服，可以搭配得很出色，上衣的质料应比下身的厚重。

2．上衣的颜色以浅为宜

浅色会吸引别人的注意，这样能使别人较注意你的身材，使你看上去高一点。

3．避免穿硬质料的裙子

因为质料太硬，会使人看上去很臃肿。

4．选择直身的上衫

上衫肩膀不宜过宽，以合身为宜，款式宜笔直修长。斜肩的款式若质料柔软，无缝合线，也能收到使你的身材增高的效果。

5．在颈上加点装饰

戴一对漂亮的耳环，可以吸引别人往上看，从而也可以使人在视角上感到你很高。

6．不要夸张腿部

袜子和裙子的颜色最好相宜，不要选择款式复杂的袜子，因为你所穿的是式样比较简单的衣服。

7．鞋子的高度要适合

要使自己看上去显得高高瘦瘦、亭亭玉立，你也不一定要穿高跟鞋，因为这样会破坏身体的平衡以及衣服的比例，选择高度适合的鞋子，也是你想增高所必须考虑到的。

因时而动，穿出四季风采

一年四季，风景不同，女性在不同的季节表现出的美丽也不可能千篇一律。其中根据季节变化改变着装及其配色，成了美丽女人不可忽视的一个重要问题。

女性要把服装穿出魅力，就要善于把服装与环境、时令协调起来。根据季节的变化给服装配色就是与时令协调的一种着装技巧。

1. 穿出春天的明艳

春的色彩干净，清新，有如溪畔的嫩蕊，是欢乐明亮的春之女神。经历了一个沉闷的冬天，在新旧交替的早春二月，当你感受早春的气息时，你是否急于体验春的浪漫。注意，不要急于上街添置新衣，打开你的衣橱，找出春天所有的衣裳，你会发现自己原来有那么多不同的形象。

这里介绍几款春天的服装配色：

清新自然，其实就是一种难得的美。黑色宽松衣，上绣红花绿叶，配上一条黑色长裤，这套装束带给你的是神秘与向往。

无拘无束有时也是一种潇洒。宽松的水红色羊毛衫，下配一条水蓝色牛仔裤，加上未加修饰的发型，充分显示了春天的朝气。

正午时分，春天的太阳也会使你燥热难当，不如脱下羊毛衫，随意地披在肩上，配上同色系的格子短裙，使你看上去有些与众不同。

当春天的黄昏慢慢来临时，一个亲切的声音会悄悄告诉你：美丽的姑娘，穿上漂亮的毛衫，配上红格子短裙，给这迷人的黄昏，再添几分醉意。浪漫的季节需要有浪漫的情怀，它微笑着似在向你诉说春天的情话。春游时节，白色已经很亮丽动人了，白色开衫羊毛外衣，内衬套头的白色薄毛衣，配上嫩绿丝巾，增加清新度：一袭白色服装只能给人文雅清纯的感觉，绿色带给少女几分动感。黑白格子长外套，下穿黑色长裤，能使你的形象英姿飒爽。

2．穿出夏日的浪漫与清爽

沉静，温柔，浪漫的夏由一群粉彩及暗沌色彩所组成，正如天边粉紫、灰蓝、酒红的彩霞。

可以说没有哪一个季节的色彩能比得上夏季色彩的灿烂缤纷。夏季是个炎热的季节，但却为众多女孩子所心驰神往，在日历还未翻到初夏时，便开始琢磨夏季的装束了。下面的时装颜色和穿着搭配，你不妨试一试。

一件宽大洁白配有淡蓝图案的文化衫，一条蓝色的牛仔短裤，加上一双白凉鞋，显得清新、恬静而又充满青春的活力。

一件悠扬的黄色T恤，红色的百褶短裙，加上一双运动鞋，则显得热烈奔放；宽松的白衬衫，配条长长的质地柔软、裙摆较大的白裙子，则妩媚顿生，微风起时，飘飘然好不自在；同样的白衬衫，配条黑色的一步裙，系上一条金属腰带，看上去很有职业装的味道，平添一份端庄、一份典雅。红白相间的松身短裤，内罩一件白色T恤短袖衫，腰间系一条红腰带，足蹬红色便鞋，一个活泼清新的你便可以出现在夏日的海滩了。

一件宽松的黄色无袖上衣，松松地穿在身上，下配一条白色的中长裤，裤脚两侧打上两个活结，打出了夏日黄昏的诗意。

丝绸面料的连衣花裙，给炎热的夏季送来阵阵凉意，腰间的皮带与衣裙的主色调如出一辙。

蓝色上衣、短裤与夏日景色珠联璧合。细细的腰带缚在腰间，更是别有一番风韵，额头上的太阳镜更显少女的浪漫风情。

一身土黄色的上衣、短裤，配上一条同色系的装饰性腰带和一副大而简单的耳环，让淳朴的少女突然间变得摩登起来。

一件色彩鲜艳的及膝背心裙，是新潮少女最清爽的穿着，若再加上一件轻纱长外套，轻松中更显露飘逸。

3．穿出秋日的风韵

秋季来临，到处是金色的，醉红缤纷的枫林，辉映午后的阳光，散发深邃妩媚的女人味。

秋天是收获的季节，也是一年中最为舒爽的季节，更是女孩子们争奇斗妍的时节。秋季的服装基调应以一种饱和的暖色调为主，因而发型也应华丽丰满些，显得多彩多姿。

与套裙相配，以活泼、轻盈、利索的发型为佳，它能充分显示青春的活力。

与中长大衣相配，宜梳端庄、秀美、整洁的发型，它会使你显得华贵庄重。

与夹克衫相配，可梳理成多种自然、生动、轻快的发式，使你显得更潇洒、健美。

与毛衣相配，可选择适合自己脸形、爱好的各种流行发式。与风衣相配，新颖、别致、洒脱的发型最合适，它会使你更具风采。

秋装的样式和环境色彩一样，变化无穷，多姿多彩，秋天的气候给人带来了静雅、庄重的环境气氛。因此，带有稳重文静感的短上装衣裙、套装、毛线外套、风衣等，便成了秋装的主要样式。

秋天的服装色彩以新鲜、高雅、恬淡取胜。例如，黑白相间的套装，这种安全的对比色彩，永远格调高雅；藕色底配玫瑰色图案的毛衣，情调雅致；配鲜艳腰带的银灰色背心裙既引人注目，又不失文雅与娟秀。

为了与气候相适应，秋装里的薄花呢一类的面料就有了得天独厚的优势。凡具有柔软而稍厚、成衣后挺括不易皱的面料，都成了制作秋装的理想面料。

4．穿出冬日的别致

冬的属性是带蓝色调的冷色系，纯正、知性而强烈，雪的极白与夜的极黑，交织着冰冷又火热的鲜艳色彩。

冬天是寒冷的，时装的潮流既然已经冲垮了春夏秋三季，当然也不会放过那银装素裹的冬世界。常说“美丽战胜严寒”，也确有许多“宁要风度不要温度”的女性，为这单调而沉闷的冬季送来缕缕春的气息。下面介绍几例冬天的色彩搭配。

厚厚的褐色格子呢西服，配上同色的灯芯绒长裤，敞开的衣襟里着一件白色的羊毛绒衫，似在倾诉对春天的怀念。

天气再冷，女孩子们也不忘对裙子的钟爱。枣红色连衣裙罩上一件同色毛料西服，便可以抵御风寒。

浅灰色的西装与长裤，内衬一件白色套头羊毛衫，看上去很符合冬季洁白的世界，当火红的围巾系在颈间，便立刻使你感受到火一样的热情。

寒冷的季节，看似乏味单调，其实也有乐趣可寻，在满足了自身温暖的同时，不妨调整出你的最佳风度，让冬季也变得五彩缤纷。

小物件，为整体形象锦上添花

“女人的风度要看她的手包，女人的情调要看她的丝巾。”从这句话中可见这些小物件对女性整体形象的影响，爱美的女人决不可因“小”失“大”。作为服装的“附件”，包括围巾、帽子、皮带等在女性的着装中有着不容忽视的地位。它们不但装饰效果好，更可突出个人的审美修养和整体形象。

1．皮带：质地应优良

讲究穿着的女性皆注重服饰的各种细节，尤其是各种“小件”的搭配。如皮带、围巾、帽子、包等，不仅实用，而且具有极强的装饰效果。搭配和谐得体不但能点缀衣服，更可突出个人的整体形象。皮带是个人服饰搭配最突出的一环，它主要用在各类裙、裤及风衣等服装上，起到装饰美化的作用。其显眼的扣环设计，最能引人注目。所以皮带扣环的设计是非常重要的，设计越是简单得体，越能表现皮带所独有的特色。

我们还可以尝试选择不同风格的皮带及扣环。例如，传统的西方皮带与印度浮夸的银扣互相搭配，会有不俗的效果。应选购质地较好的皮带，作为形象搭配，这项投资是值得的。

2．背心：让形象更活泼

背心虽然不是主装，但它却可为主装衣着增添色彩。如牛仔裤、T恤等便服，加上一件背心，可令形象更为活泼；西服搭配背心则显得大方得体。穿着质料不同的背心，可给人不同的观感。例如：牛仔布代表活力、豪爽；丝质代表温文尔雅等，可随各人喜好，选择适合的质料和款式。

3．包袋：拎出新感觉

包袋是相当个人的选择，如何搭配服饰亦因人而异。不同款式的包袋，可展示不同的生活节拍。在选择包袋时要注意包袋的容量，其耐用功能和内里设计是否易于找寻物件等，虽然颜色鲜艳的包袋较为抢眼，但就实用价值而言，咖啡色和黑色是较受一般人欢迎的，亦可选择较小的黑色皮包，适宜不同场合使用。对于女性来说，包除了实用价值，其装饰作用在近些年越来越显其重要。根据不同的季节、不同的款式、不同的服装色彩，甚至发型、耳环等，选配最为相宜的包，可组合、塑造出一个崭新的自我。双肩包是年轻人喜爱的包袋中的一种，其多用途和爽朗的特质，适宜年轻人的活力，且携带方便。总之，有时一个简简单单的小提包也会生出一份新感觉；一个造型别致的布挎包也会为你增加鹤立鸡群的效果；甚至自己动手做的塑纸拎包也会使你增添一份随意，一份潇洒，一份自在。

4．围巾：点缀惊人效果

围巾也是服饰搭配的主要物品之一，它的点缀力是颇为出人意料的。围巾利于保暖，但也在实用的前提下发挥装饰作用。围巾的面料大致分为棉质、毛质和丝质等几种，前两者多用于秋冬两季，给人爽朗豪迈的感觉，能突出你活泼的形象；至于丝巾则代表斯文和高贵，多用于春夏两季。围巾在使用过程中是人脸部、头部与上衣的中介体，所以考虑围巾的装饰效果应注意人的肤色和服装的色调。一般情况下，围巾色彩的选择应该是明快的，花纹图案也应该是鲜亮分明的，搭配纯色的衣服尤见迷人。另外，虽然人的肤色不同，但是色彩明快、花纹图案鲜亮的围巾适应性还是比较大的。

5. 帽子：平添你的活力与情趣

帽子是服饰搭配的主要物品之一，通常是在实用的前提下发挥其装饰作用的。比如夏季使用的遮阳草帽，其功能是抵挡暑气，但身穿短袖素色连衣裙的少女戴上它之后，便形成了富有乡野情趣的装饰效果，给人一种朴素、纯洁的美感。再如冬季使用的绒线帽、呢帽，其功能是御寒，但由于它的色彩丰富、跳跃，戴上后能冲淡冬季所固有的凝重气氛，能为使用者增添几分活力。

第四章

魅力女人，够时尚，有品位

——做个年轻10岁的俏丽女郎

很多漂亮的女人好像并不是那么有品位，只有丰富的文化内涵和气质修养，才是恒久的魅力，才能使女人美丽一生。

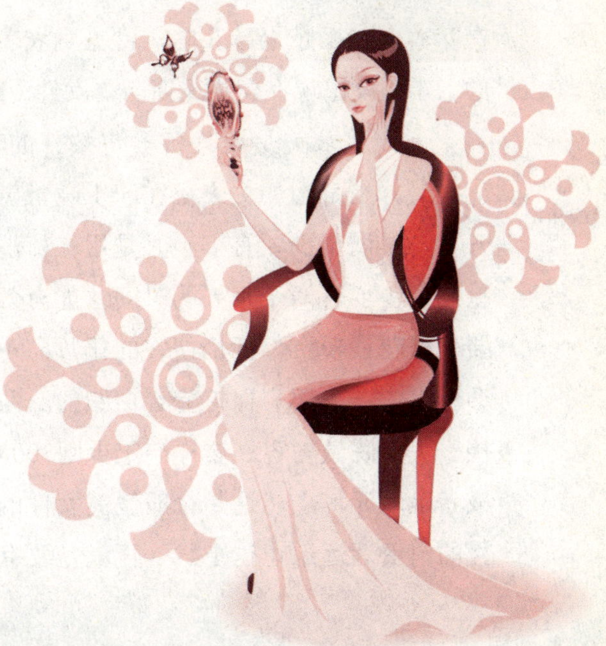

追逐时尚是女人的天性

追求时尚是女人的天性，也是她们的自由。而且，适度追求时尚，也是时代的要求，在生活中，尽管有人声讨时尚害人，又有哪一位男士愿意领一位土里土气的女士回家做老婆呢？从审美角度来看，站在繁华的大街上，街头的时尚美女俯拾皆是，也体现了时代特色和社会的和谐与发达，养眼又健身。女人爱美，没有原因，是天性。喜欢穿漂亮、时尚的衣服，喜欢做一头时尚的发型，喜欢用高档化妆品，或直接到美容院护理皮肤。身心健康的女性，只要有条件，都会有这种向往。

年轻女性爱美，中老年女性一样爱美，现在已经很难分辨出一个美丽、漂亮的女人究竟是40岁还是30岁。老年女性染发、烫发的也不少，在穿着上似乎越老越花哨，常见到衣着漂亮鲜艳、发型美观、气质不凡的老年朋友出现在街头或商店。女性爱美，是不分年龄的。

女人追求美是要具备一定条件的。首先要有一定的时间保证。每天早晨，当身边的丈夫还在床上睡懒觉时，妻子早早地就在梳妆台前忙开了，早晨至少要有半小时是用在梳洗打扮上的。要是去美容院，一个星期最少要有两个半天的时间才能有效果。其次要有一定的经济实力，要舍得花钱投资。低档便宜的化妆品不但起不到美容的作用，弄不好还会伤害皮肤。要想保持青春白嫩的肌肤，就得用高档的化妆品，或者直接去美容院做美容。这样一年少则3000～4000元，多则5000～6000元，或者上万元，当然这是一般爱美女性的消费，那些靠脸蛋吃饭的特殊女性的消费远远不止这个数。再就是要有点美学知识，在着装上颜色的搭配要谐调，一套衣服的颜色不能过多、过乱；要与肤色相宜，肤色对服装颜色的深浅、冷暖是有要求的；还要与季节和谐。面部化妆要浓淡合适，恰到好处。总之，在穿衣和化妆上要美观、自然、大方，符合审美要求，不然会弄巧成拙，上演东施效颦的闹剧。

女人追求美是要付出代价的，有时简直就是受罪。比如穿高跟鞋就比穿平底鞋辛苦，穿高跟鞋走路多了或站得时间长了，脚、腿就会很累、很痛。所以出门旅游或运动时，为了便于行走，不至于太累，是不能穿高跟鞋的，只能穿旅游鞋或运动鞋。但在有些场合明知要多走路、多活动，也得穿高跟鞋。比如逛街，很少见到年轻的女孩子穿一双平底鞋在街上行走，大多数女性都是脚蹬高跟鞋，神气十足地走在街上。在一些活动多、行走多的公共场合或社交场合，比如参加各种晚会，除了在衣着和化妆上要讲究外，为了保持女性应有的外在美，一定要穿上高跟鞋。穿高跟鞋和穿平底鞋的效果完全不一样，穿高跟鞋走起路来，腰自然地直了，头自然地抬高了，胸自然地挺起了，人也精神多了，气质自然好，女人有气质，那就是美。

有时，女人为了追求美还要冒一定的风险。有的女性隆胸、割双眼皮、腹部吸脂。做这些美容手术，风险很大，弄不好就会感染，甚至损害健康。但就有为了美不要命的疯狂女性，当然这是少数女性的所为。对这种女性来说，为了美，受罪、冒险又何妨？

女性在追求外在美的同时，不要忘记用知识武装自己，更不要忘记一个人必须具备高尚的道德情操。学识和道德修养是一个人的内在美的体现，女人只有在内在美和外在美的和谐统一下，才能达到真正的美。

充满魅力的优雅姿态训练法

女人有千百种走路的姿态，但是无论你怎么走，只要能显示出你的个性就可以了。女性朋友们，可以多练习几种优雅的走路姿态，可以在无形中增加自己的魅力。

优美的走路姿态

美国女性中一度流行像玛丽莲·梦露一样摇摆臀部的“梦露走法”。这种走法虽然很性感，但一不小心就会给人轻浮的感觉，因为这样走的时候重心是在下腹上。走路时最好尽可能地减少臀部的摆动，可以腹部用力，但要注意，腿部、肩膀、头部中的任何一部分都不要先移动，一定要等上身在一条直线上之后一起移动，就像后面有风在吹着你走。最重要的是不要弯着膝盖走路，两个膝盖在走路时要轻轻地互相擦过，呈“H”形。

如果走直线的话身体就会晃动，如果你的步伐比平时大一些，就会显得很有自信。脚后跟要先着地，然后才是前脚掌落地，此时手臂也要自然摆动，向前呈30°，向后呈10°是最自然的。

优雅的姿态

女孩子们坐在椅子上时很容易忽略姿势。坐在椅子上的时候，首先臀部要尽可能地完全坐在椅子里，伸直腰板。背和椅子的靠背相隔一个拳头的距离是最合适的，膝盖弯曲的角度要大于90°。在公共汽车上或其他公共场所，尽量不要跷二郎腿。那样不仅显得腿短，而且还会给人留下很不礼貌的印象。反之，如果在随意的场合跷起腿来，脚面放平，就会显得很优雅。不过如果你穿着短裙，跷腿的同时不停地拉裙子，这样子可不太好看。

用餐时的优雅

很多人吃饭时低着头，有随着食物转动头部的小动作。这样显得很没有品位，因为人不应该跟着食物走，应该是食物送到嘴里来的。

在电影《公主日记》中，有个镜头是女主人公的公主课程。在训练用餐礼仪的时候，她被用丝巾绑在椅子上吃饭，很吃力地用叉子叉住食物送进嘴里。这样的训练是为了改正弯腰吃饭的毛病，当然，除了姿势，还要记住吃饭时要尽可能地不发出声响。

优雅的身体语言

女性的每一个动作都要自然优雅，突然的奔跑或其他突发的动作都会让人觉得很轻浮。抚摸头发的时候，从座位上站起来的时候，扭头向后看的时候，都要注意节奏，这样才能看上去很优雅。开关门的时候也要有暂时的停留时间。

需要注意的姿势

（1）歪头。这样会给人留下挑剔或消极的印象，所以要抬头正视前方。

（2）头过分地向后仰。过分自信的人或傲慢的人往往会采取这样的姿势。要给人自信的感觉，但不要让别人有距离感，试着拿出谦逊的姿态。

（3）双手横胸的姿势。这也会给人很傲慢的感觉，似乎告诉对方你不是个轻易对别人坦诚相待的人，所以不要采取这种姿势。

（4）下巴高昂的姿态。这样会显得你很没品位。要让下巴保持水平，下巴太低垂则会使你显得没有自信，所以也要注意。

（5）拖着脚走路的姿势。感觉你很松散邋遢，要充满活力地轻快迈步。

（6）无力的姿势。就是肩膀无力地低垂，或者整个身体显得很无力的样子。通常事情不顺利或意志消沉时人们才会这么走路，越是这样的情况，越应该意气风发地走路。

（7）经常晃肩膀。适当地晃动肩膀会显出你活泼的性格，但是如果过分地晃动肩膀就会给人轻浮的感觉，以致失去女性的魅力。所以要注意，只能轻轻地晃动。

塑造与众不同的形象

外国人到了韩国，最惊讶的一点莫过于韩国的女性，她们都像演员和模特一样美丽、有气质，这或许可以证明韩国女性拥有出众的外貌，同时化妆技术也很超群。可是外国人接下来惊讶的一点往往在于，所有的人都太像了，因为她们不是在表现自己的个性，而是在跟随流行趋势，模仿她们心目中的那种形象。不仅是女性，就连男性的发型也出现了这种情况。虽然最近很多年轻人已经有了一些变化，但是这种外貌观念似乎还深植人心。

为了表达自己的与众不同，首先要正确地把握自己的类型，然后尽最大的努力塑造自己的形象，这样才能创造出一个既是本我，又发挥出最佳效果的形象。这比整容手术更重要，效果也更好。你需要勇气来表达自己的独特性，因为独特的形象固然容易吸引眼球，但是如果没有足够的自信，你很可能很快就放弃了对这种形象的追求。请记住，只有先自己肯定自己，别人才会同样地肯定你。

赵小蕊有一个朋友，她的声音有些粗，比较像男性。有一次她在电话中的声音听起来很奇怪，赵小蕊问道："你的声音怎么了？"她回答说："我也想跟你一样讲话嘛。"原来她是在极力让自己的声音听起来更女性化一些。

赵小蕊劝她还是像平时一样讲话，因为如果你要在别人面前努力以另一种声调说话，就会因为紧张而显得不自然，这样会影响意思的表达，同时也会给人装腔作势的印象。所以不管自己的形象如何，正确地表达自己才是最重要的。

找到你最具个性的特征

你是可爱型、成熟型、中性型、时尚型、干练型、智慧型、稳重型，还是优雅型？无论是哪种类型，首先你要把握住自己的独特气质，人往往不能正视自己，所以征询旁人的意见也是个不错的办法。然后，你要试着强化这种感觉，始终一贯地坚持一种形象非常重要，没有某种特质的人，很容易给人留下模糊的印象。不管是哪种类型，你需要一种明确的独特的风格。

统一你的言行举止

找到你的风格之后，就要开始规划，让你的个性贯穿于你的外貌、行动和语言之中。从发型、化妆，到服装风格，都要显露出一种明确的整体感觉。

如果你总是穿很有女人味的衣服，但却爱戴动物模样的耳环，会让人感觉不和谐，而且不知道你是什么风格。你需要设定自己的目标风格，其他该舍弃的就要及时舍弃。

克服自卑感

有些女性笑起来总是很做作，经过了解才知道，她们是害怕在笑的时候露出难看的牙齿，紧张使得她们的笑容好像皱眉。越想遮掩，事情往往越往坏的方向发展。越是掩盖自己的缺点，别人就越会好奇。所以，做作的笑容分明是在告诉别人——我的牙齿长得不好看！

对自己的风格要充满信心

首先要对自己的风格充满自信。你的自信会使别人也觉得你很美丽。相反，如果你没有自信，就算你找到了自己的风格，也无济于事。你是世界上独一无二的，这种独一无二需要你自己来认同。

提高品位，铸就优雅人生

就像蒙娜丽莎的微笑一样，优雅是一种恒久的魅力。从一个女人优雅的举止里，可以看到她的文化素养，让人赏心悦目；从一个女人的优雅中，亦可以品味出一种独特的韵味。

优雅的女人没有人不喜欢，不管是男人还是女人。愚蠢的女人总是在抱怨：上天是如此不公，为何不将那样的身材与美貌赐予我？而优雅的女人往往是通过后天的努力，让人心服口服。当女人从表面的自我，过渡到一种深厚的内在之中，便呈现出一种升华过后的极致美丽，与从前不可同日而语。一如水涨船高，是一样的定律。

在一次世界文学论坛会上，有一位相貌平平的小姐端正地坐着。她并没有因为被邀请到这样一个高级的场合而激动不已，也没因自己的成功而到处招摇。她只是偶尔和人们交流一下写作的经验。更多的时候，她在仔细观察着身边的人，一会儿，有一个匈牙利的作家走过来。他问她："请问你也是作家吗？"

小姐亲切而随和地回答："应该算是吧。"

匈牙利作家继续问："哦，那你都写过什么作品？"

小姐笑了，谦虚地回答："我只写过小说而已，并没有写过其他的东西。"

匈牙利作家听后，顿有骄傲的神色，更加掩饰不住自己内心的优越感，"我也是写小说的，目前已经写了三四十部，很多人都觉得我写得很好，也很受读者的好评。"说完，他又疑惑地问道："你也是写小说的，那么，你写了多少部了？”

小姐很随和地答道：“比起你来，我可差得远了，我只写过一部而已。”

匈牙利作家更加得意：“你才写一本啊，我们交流一下经验吧。对了，你写的小说叫什么名字？看我能不能给你提点儿建议。”

小姐和气地说：“我的小说名叫《飘》，拍成电影时改名为《乱世佳人》，不知道这部小说你听说过没有？”

听了这段话，匈牙利作家羞愧不已，原来她是鼎鼎大名的玛格丽特•米切尔。

这就是有品位的女人，她不经意间所流露出来的优雅，让人佩服得五体投地。可见，优雅不是天生的，也不是夸夸其谈地知道几个所谓的时尚代名词就优雅了，优雅是一种气韵，一种坚持，一种经得起时间考验的内在品质。当优雅成为一种自然的气质时，这位女性一定会显得成熟而有魅力。

时髦，可以追赶，可以花大钱去“入流”，而优雅却是模仿不来、着急不得的事。

女人怎样才能够优雅呢？有人说，除非她遇到一个好男人，这个男人给予她所有优雅的动力与勇气，还有物质条件。男人们总有一种感觉，赚了足够的钞票供养女人，让她衣食无愁，在丰富的物质面前，女人优雅的气质和内容就会表现出来。其实并非如此，女人的优雅不是物质生活堆积出来的，但优雅的生活多少与丰裕的物质生活有一定关系。

你想知道一个女人是否过着优雅的生活，你首先要问她，她是否有能力创造幸福？她的生活内容是否真实？她的感受是否是自然流露出来的？如果她无法确定，那么她必然是生活在别人设计的图纸上，优雅的生活就无从谈起。其实，只有不断提升自己的品位和修养，才能逐渐向优雅靠近，品位高了，你在生活中优雅的内容也就会自然而然地增加。

优雅的生活是简单而丰富的，个人的品位和素养或许是其中的关键。

优雅，是一种知识的积淀，不管是直接的还是间接的，都是一种必需的积累；优雅不是一种形式上的东西，它需要你在生活中学习，需要你以丰富的人生经历来成就。优雅有着终生学习的特性，它是台阶式的，学一点，修一点，修一点也就提升一点。优雅需要女人学一生，坚持一生，才会让女人受益一生。

“品位”二字，没有内涵是强求不来的。品位不是虚无缥缈的，它是全面的，整体的，由表及里的综合表现。品位是一种集个人的出生背景、文化层次、生活素养为一体的，只能靠感觉去体验的东西，不是什么人都能够拥有的。

女人的优雅之根要深扎在文化与经济的沃土里才会枝繁叶茂。当优雅成为一种自然的气质时，你一定会显得成熟而又有魅力；当优雅代表你的性格时，事实上你已把握了自己的人生。

女人的优雅又像一口泉，智慧之水在涌动中展示充分的人格魅力，散发着令人仰慕的内在品位。生活中的女人们要尽量提高自己的品位，多一些优雅，实在是人生中的崇高境界。

保持女性特有的温柔

大多数男人最喜欢的是女人的温柔，女人最能打动人的也是温柔。当然，这种温柔不是矫揉造作的，温柔而不造作的女人，知冷知热，知轻知重，和她在一起，一些内心的不愉快也会烟消云散，这样的女人最能令人心动。

她们可能不是都市的白领，她们的学历也可能不是那么高，她们的厨艺也许不怎么样，她们的细手也许很笨拙，她们的长相也许很一般，总之她们绝对不能算得上是一个十全十美的俏佳人，但她们却很温柔，说起话来“和声细语”，足以让你顷刻间为之陶醉。

在男人眼中，女人的温柔比女人所有的优点都要可爱。温柔的女人走到哪里都会受到人们的欢迎，博得众人的称赞。她们像绵绵细雨，润物细无声，给人一种温馨柔美的感觉，令人内心赞颂、回味无穷。

如果你希望自己更妩媚、更动人、更有魅力，建议你保持或发掘作为女人所独具的温柔，用亲和力赢得别人的心。

女人的温柔如和煦的风，可拂去心绪上的烦恼与忧愁；像细雨，可滋润心田上的干渴与浮尘；像彩虹，能映照自暴自弃之人重新扬帆的锦绣前程；像武器，能让剽悍粗犷的男人束手就擒。

温柔的性情是最受欢迎的女人味，不尖刻，内心柔软但又自信，充满芳香而且明亮。温柔的女人是幸福的，没有愁怨，更不会寂寞。是爱让她的心充盈而有力量，里边有温热的泉，双眸含泪含笑。她明白自己的力量所在、魅力所在和快乐所在。她优雅的情怀与宽容的气度浑然一体，互相辉映。

现代女人应该注重德才兼备，内外兼修。其实温柔只是一种为人处世的态度，也是一种品德修养。温柔的女人最大的好处是，可以一“柔”遮百丑。

做一个温柔的女人，不是换一套衣裙、举一杯红酒就能做到的。她的魅力，来自于性格、能力和修养。她的规矩、内敛、温顺都来源于对自己表情的修枝剪叶，让美丽由内而外地熏染而出。

具体说来，女人的温柔体现在以下几个方面：

1. 通情达理

这是女人温柔的最好表现。温柔的女人对人一般都很宽容，她们为人很懂得谦让，对别人很体贴，凡事喜欢替别人着想，决不会让别人难堪。

2. 富有同情心

这是女性的温柔在待人处世中的集中表现。对于弱者、境遇不佳者、老人、小孩儿和病人，女人都能表现出应有的同情，并尽可能设法去帮助他们。

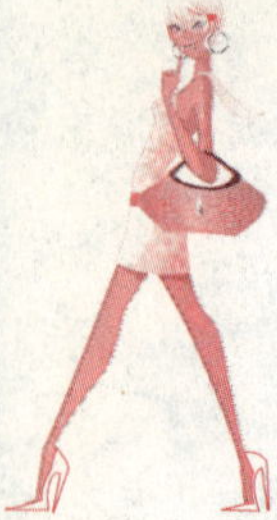

3. 吃苦耐劳

吃苦耐劳是东方女人的传统美德，特别表现在家庭生活方面。

4. 善良

对人对事都抱着美好的愿望，喜欢关心和帮助别人。对家人，尤其是子女会表现出更多的关爱。

5. 温馨细致

让人心动的不是一个淑女做出了多么惊人的业绩，更多的情况下，是女人那种适时适地的细心关怀和体贴，最能叫人怦然心动。一同出门时，吃东西弄脏了手，她备好纸巾递上；衣服扣子掉了，一向细心的她正好带着针线……虽然都是些小事，但却于细微之处充分体现了女人难以抗拒的温柔和魅力。

6. 性格柔和

性格柔和的女人，绝对不会一遇到不顺心的事就暴跳如雷或火冒三丈。以柔克刚，这是温柔女人的最高境界。到了此境界，即使是百炼的钢铁也能被她随意掌控在手中。

7. 不软弱

现代女人追求温柔，但决不软弱。温柔是一种美德，是内心世界有力量和充实的表现，而软弱则是要克服的缺点，二者不可混淆。

总之，温柔可以体现在各个方面。在单身女人的生活领域里，只要你愿意，那么处处都能体现出温柔的特征。作为一个现代女性，应当通过学习，通过认识自己、认识社会和切身体会等途径，去培养自己的温柔。温柔，应该是你生活和工作中的最好的特性，既有助于你独立地生活于社会中，又能使你拥有迷人的娇媚。

随和又不失个性

聪明的女人像水，既随和又保持个性。女人是水做的，用持久的力量改变生命的状态。不论顺境还是逆境，从不改变自己前进的脚步。女人是水做的，温柔而不柔弱，她有自己的生活与思考。她像水一样滑过，欢快而充满活力。这样的女人对男人具有强烈的吸引力。

聪明的女人希望自己和水一样，涓滴成溪，蕴涵自然界中的一切美好。

随和

聪明的女人像水那样自如随和，水很自如，什么容器都能装。容器是有规则的，圆的就是圆的，方的就是方的，水都能适应。人生会遇到各种境遇，顺境、逆境，关键是要能随遇而安。

“似水柔情”，这是女人的专利。社会是个大家庭，人与人、人与事，有一种很重要的东西维系着，这就是感情。珍爱同事间的友情，真诚相待。

随和，首先要肯定自己，喜欢自己，做好自己。像水一样，柔而不弱，展示女性的人格魅力。随和地崇尚简单的生活，用不张扬的个性换来灵性的清净，用宽容的心来对待人生，换来内心的宁静和有条不紊。知道在世事的牵累、终日的忙碌中偷出空闲，修饰自己，滋养自己，用随和的心境来呵护疲惫的心。

职场的拼杀之余，单身的女人应该不断地充实自己，不断修复日渐粗粝的灵魂，让自己在不断的丰满中温婉和悦，展露风情。每个女人一生都要经历爱恨情仇，恩怨得失，这些虽无法忘记，但也可以宽容，把沧桑隐藏在心底，让一切慢慢沉淀在记忆里，远离刻薄和庸俗，不在乎贵与贱，贫与富，不计较得与失，荣与辱。坦然面对情感，随和地对待人生。

随和做女人，放达宽厚，用一颗善良、率直、坦荡的心去享受人生的乐趣，去品评人生的百味！

个性

世上所有的事物，都有着自己独特的个性，景致如此，城市如此，人亦如此。

世界很大同时也很小，个性可以很强也可以很弱。那种求真向善的执着，不一定叱咤风云，也不见得独树一帜，但它在洁身自好中寻着自己的轨迹前进，有时也会发生惊世的奇迹；那种锲而不舍的追求，不一定富丽堂皇，也不见得顶天立地，但它在自我认识中不断创造自己，有时也会挥洒出一幅动人心魄的绝美图画。如果耐不住寂寞与空虚的困扰，随意疏远甚至泯灭个性，就会变得人云亦云，随波逐流，不知不觉中学会了阿谀奉承，把自己套进一个不属于自己的模式中，渐渐地丢失了自我，丢失了气节，甚至丢失了生命前进的方向，思想的缺钙不仅使灵魂无处憩息，还会造成失忆的痛苦。

每个女人都有自己的脾气秉性，不要把别人看得完美无瑕，也不要把自己看得一无是处，即使生长在无人关注的角落里，也要保持最坚实的自尊，无论什么时候都不要忘记自己是干什么的。每一颗心灵都是从纯净洁白开始的，只是在岁月的喧闹和烦杂中，有的被揉搓得疲惫不堪，有的被消磨得无棱无角，而有的则始终保持“猝然临之而不惊，无故加之而不怒”的姿态，以最初的自然萌动，认清自己，并找出自己的优点，因为自己在这个世界上总是独一无二的，以前没有一样的人，以后也不会有。做一个真实的自己，不管好坏，只要好好经营，就可以把生命渲染得色彩斑斓，和谐有序。

单身的女人应该具有个性意识，懂得利用现有条件充分展示自己的才华，固守自己的思想，而不是刻意把自己伪装起来去寻求公众的评判。很难想象一个连自己都不尊重的人，又怎能去尊重别人和被别人尊重，她的情趣又如何谈得上高雅，她的品格又如何谈得上高尚。

个性并不绽放于美丽的青春，而更蓄积于丰富的内涵；并不炫耀于漂亮的脸庞，而更沉淀于深厚的文化；并不盲目于夜郎自大的梦境，而更跌宕于忙碌的奔波；并不忘形于孤芳自赏的轻狂，而更丰硕于收获的稳健。个性之于世间万物是一种飞跨时间和空间的选择；个性之于单身女人，是一种穿越生命和心灵的决绝。

女人味能使女人魅力永存

有女人味的女人不是带刺的玫瑰，而是天上的彩霞，一抹微笑、一个眼神、一句充满睿智的话，都值得你回味、心醉。

当我们徜徉于街头，你可曾惊讶于那蓦然回首的艳丽，不经意间抬头，一个婀娜多姿的女人走入你的视野，举手投足间无不散发出一种只可意会不可言传的韵味，而这正是所说的“女人味”。它像一杯清香的绿茶，意味深远，令人回味无穷。

有女人味的女人有满腔柔情，她爱自己，更爱他人，她是春天的雨水，润物细无声；又像是初秋的秋风，轻拂你的脸庞。她以女人特有的情怀，敞开胸襟去拥抱整个世界。

女人都希望能够青春永驻，但是谁都做不到。没有关系，只要你还拥有气质，拥有女人味，至少使你看起来年轻10岁。

但是很多女人却没有意识到这一点，以为一旦结婚了，升级为母亲了就一切万事大吉了，从此不再注意自己的形象，不再柔声细语，不再装扮自己，任凭服饰过时、大腹便便，举止粗鲁，精神荒芜，完全失去了女人味，实在是可惜兼惨不忍睹。

还有很多人以为消除了性别的差异就是男女平等，在一切的言行举止中都尽量淡化自己的性别特征，说话高声大气，走路横冲直撞，出言直白不逊，在装扮方面也从不穿着具有鲜明女人特征的裙子和展示女人优美曲线的合身衣裤，刚气有余、温柔不足，其实这就大错特错了。这样非但没有达到追求男女平等的效果，反而让男人和女人都不能真正接受。

其实，失去女人味的女人就如同没有了扑鼻香气的鲜花，既可怜又可悲。身为女人，应该追求、培养、保持自身的女人味，让自己成为一篇抒情散文，情愫悠悠，蕴涵深意，令人能耐下心来阅读。如果你已经步入上述人员的行列，那就试试下面的方法吧，它们会帮你拾回曾经丢失的女人味。

（1）穿高跟鞋。一双合适的高跟鞋配上轻薄的长筒袜，会令你的双腿亭亭玉立，令你增加许多难以言表的魅力。

（2）适度裸露。女人某些部位如果能恰如其分地露出一点，是能够大大增加魅力的，如拥有颀长颈部的女人穿V字领的衣服，再配以与衣服相得益彰的颈部配饰，更能衬托出美丽的颈线；拥有修长双腿的女性适宜穿短裙来展示自己的美腿。

（3）使用固定品牌的香水。选择适合自己的一种品牌的香水并且固定长期使用，让这种味道成为你的标志。

（4）学会动作语言。用合适的身体语言或者动作语言来表达你的想法和情感。仪态万方的举止，楚楚动人的面容，胜过任何口头语言。

（5）适度表现自己的脆弱。男人天生就有保护女人的欲望，因此，女性在适当的时候表现出自己的脆弱是必要的，这种脆弱既可以表现为生理上一副弱不禁风的模样，也可以表现为精神方面的脆弱，如经受不起打击和恐惧等。

培育优雅的韵味，需要一点灵气

一个优秀的女人，除了美貌，还要有灵性，否则就要沦为花瓶了。女人的优雅在于她的灵性。

同样的女人，并无高低贵贱之分。唯有灵性，由于其为内心世界的差异，才能分出智慧的女人和平庸的女人，美丽的女人与丑陋的女人，乃至高贵的女人和卑劣的女人。

珍惜内在的精神财富甚于外在的物质财富，这是古往今来一切贤哲的共同特点。英国作家伍尔德到美国旅行，入境时，海关官员问他有什么东西要报关，他回答："除了我的才华，什么也没有。"让他引以自豪的是，他没有什么值钱的东西，但他拥有不能用钱来估量的才华。正是这位骄傲的作家在他的一部作品中告诉我们："世间再没有比人的灵魂更宝贵的东西了，任何东西都不能跟它相比。"

一个女性的美如果全靠美容品和各种化妆品构成，生命必定是空白的。而内在的气质美却可以延缓衰老并使人年轻，可以在他人心灵上留有印记和引起震荡。

因此，女性要寻找属于自己的灵性，要在精神上树立独立的自我，通过对自己的"文化美容"，找回真实的自我。

真正的女性气质是要有崇高的生活理想。女性的命运不应决定于男性，而应取决于她自己的努力，她的灵性以及她的才能发挥的程度。女性越重视自己的天资、才能，与男子的精神心理交往的能力，她的美和女性气质就越灿烂夺目。如此优秀的女人，还怕男人喜新厌旧吗？

灵性的女人懂得如何刚柔并济，有时如一盆火、一块冰，有时似一杯茶、一盅纯酿。她是男人得意忘形时的清醒剂，颓废沮丧时的启动器。灵性的女人时而温柔、时而刚强、时而浪漫、时而平实、时而文静、时而活泼。丰富的内涵给人以新奇，宽容的胸襟使人敬慕。她们是维系家庭的磁石，是工作中的最佳拍档。愚蠢的女人只会一味地征服男人或被男人征服，男人失意时她们是哭泣或咒骂者，男人得意时她们会恃宠娇纵或奴颜婢膝。愚蠢的女人让人头疼，让人可怜甚至让人恐惧，犹如劣质的酒，喝过痛过一次后就再也不想重温。灵性女人是放风筝时用的线轮，风筝飞得再高也要有线的牵引，于是男人起航时，灵性女人是风帆，愚蠢的女人则留在了岸上。

翩翩舞姿展现女人的优雅

舞会是一个重要的交际场合，在这里既有熟识的朋友，也能结识新的朋友。在舞会上能举止得体，优雅大方，舞会就会成为你拓展交际圈的最佳去处。

女人参加舞会时，应注意个人的行为举止及自己的临场表现。时时处处地遵守舞会的礼仪规范将使你受益匪浅。

（1）进行必要的形象修饰。参加舞会之际，应该进行必要的、合乎惯例的个人形象修饰。在正常情况下，舞会的着装必须干净、整齐、美观、大方。有条件的话，可以穿格调高雅的礼服、时装、民族服装。若举办者对此有特殊要求的话，则须认真遵循。在舞会上，通常不允许戴帽子、墨镜，或者穿拖鞋、凉鞋、旅游鞋。在较为正式的民间舞会上，一般不允许穿外套、军装、工作服。穿的服装过露、过透、过短、过紧，动不动就有可能令自己“春光外泄”，既不庄重，也不合适。穿短袖或无袖装的女士要记得剃去腋毛。

参加舞会前，除了做好适当的发型外，有条件的人还要根据个人的情况，进行适度的化妆。女士化妆的重点，主要是美容和美发。与家居妆、上班妆相比，因舞会大都在晚间举行，所有的人都处于变幻不定的霓虹灯下，所以需要较浓的妆容才能充分显示出自己的风采。但是若参加化装舞会，化舞会妆时仍须讲究美观、自然，切勿搞得怪诞神秘，令人咋舌。尤其应该注意的是个人的口腔卫生，认真地清除口臭，并禁食有刺激气味的食物。因为在舞会上与你的舞伴是近距离面对面地接触，如这方面没有做好，那么前面所有的修饰都将功亏一篑。再者，如果举办舞会时恰逢你不慎患了感冒或其他传染病或者受了外伤，应自觉地避免参加。

（2）女士也可以邀请男士。舞会开始以后，接受他人的邀请共舞一曲，是参加者必做之事。这时一定要注意舞会的礼仪规则。

邀请舞伴时，最好是邀请异性。通常讲究由男士主动邀请女士，不过女士可以拒绝。另外，女士亦可以邀请男士，然而男士却不能拒绝。在较为正式的舞会上，尤其是在涉外舞会上，同性切勿相邀共舞。两位男士一同跳舞会给人以关系异乎寻常之感。而两位女士一起跳舞，则等于是在说明“没有男士相邀”。另外，根据惯例，在舞会上一对舞伴只宜共舞一支曲子，接下来，需要通过交换舞伴去扩大自己的交际面。舞会上的头一支舞曲，一般讲究男士去邀请与自己一同前来的女士共舞。如有必要，他们二人还可以在演奏舞会的结束曲时再同跳一次。

自行选择舞伴时，亦有规范可循。有可能的话，不要急于行事，而最好先适应一下四周的气氛，进行一下细心的观察。

一般说起来，年龄相仿、身高相当、气质相同、舞技相近的人，是自选舞伴之时最理想的选择。另外，如遇到希望结识之人和打算联络之人，邀请其共舞一曲也是结识和联络的好机会，不应该错过。

在一般情况下，当自己在舞会上被人相邀时，通常不宜拒绝对方。如果非要回绝他人的邀请，则务必要注意态度和措辞，态度要友好、自然，要表现得彬彬有礼，切勿伤害对方的自尊心。口头拒绝对方时，最好起身相告具体原因，并且勿忘向对方致歉，对其说上一声“实在对不起”或是“抱歉之至”。别人邀请自己跳舞，是尊重自己的表现，所以千万别令其难堪，或使其受到伤害。通常，拒绝别人，应在说明原因时，使用委婉、暗示的托词。对此，拒绝者要会讲，被拒绝者则要善于“听话听音”，知难而退。

（3）注意自己的舞姿。参加舞会时，在跳舞时的所作所为必须尽量达到合乎规范的标准，而且还必须文明大方。在舞场中跳舞时，按规范步入舞池，须女先男后，由女士选择跳舞的具体方位。而在跳舞的过程中，则应由男士带领在先，女士配合于后。跳舞时所有人都必须按照逆时针方向行进。唯有如此，方能确保舞池的正常秩序，不至于发生跳舞者互相碰撞拥挤的状况。

当有乐队演奏时，一曲舞毕，跳舞者应首先面向乐队立正鼓掌，以示感谢，然后方可离去。在跳舞之时，要注意与另外的跳舞之人保持适当的距离，以防相互影响。万一不慎碰撞或踩踏了别人，应自觉地向对方道歉。若是他人碰撞或踩踏自己而向自己道歉，则须大度地向对方表示“没关系”。

不论自己与舞伴是何种关系，两个人在一起合作跳舞时，除必要的以手相互持握外，身体的其他部位都要保持大约一拳的间隔。男士不能借机对女士又拉又抱，女士则不宜主动贴向男士。双方都不应当在跳舞时贴面、贴胸、贴腹，有意黏在一起。除交谈之外，在跳舞时切勿长时间地紧盯着舞伴的双眼。万一碰到了双方身体的其他部位，应立即为自己的不慎向对方说一声“对不起”。

（4）不要忘了与人交际。鉴于舞会多以交际为主，故此舞会亦称交际舞会。参加舞会时，不能只图跳舞尽兴，而忘却了本应进行的交际活动。

在舞会中碰上了老朋友，除了要争取邀请对方或其同伴共舞一曲之外，还要致以必要的问候，并且传递适当的信息。

在舞会上结交新朋友，可以主动把自己介绍给对方，也可以请主人或其他双方都熟悉的人士代为介绍，还可以通过邀请舞伴的方式直接或间接地认识对方。但是不管是哪种方式的交往，一般不宜长时间深谈，并且在交谈时不宜打探对方的个人隐私。可在此后适当的时间，主动打电话联络对方，以便进一步推进双方的关系。

第五章

气血好，女人容颜才不老

——年轻美丽的气血养生法

一般人一说到气血，都觉得是很玄乎的东西。中医认为，一个人健康的标准就是气血充足，它是每个人维持生命的源泉，是女人保持美丽和健康的根本。

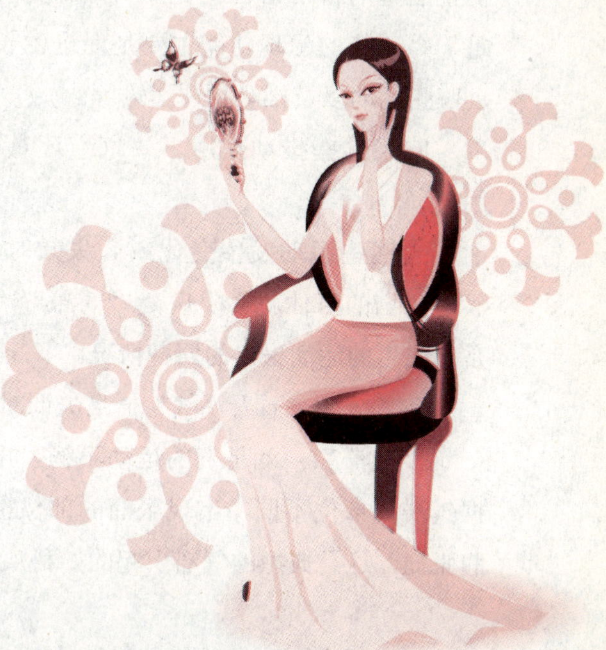

气血，女人美丽与健康的根本

一般人一说到气血，都觉得是很玄乎的东西。中医认为，一个人健康的标准就是气血充足，它是每个人维持生命的源泉，是女人保持美丽和健康的根本。《素问·调经论》曰："人之所有者，血与气耳。"人体的气血如果运行不畅，或气血不足，便会直接导致人的体温下降。因此，保证气血的充足和顺畅是女性提高体温的关键所在。

"气"在中医学上是个非常重要的概念，因为它被视为人体的生长发育、脏腑运转和体内物质运输、传递、排泄的基本推动能源。俗话讲的"断气"，是表明一个机体的死亡，没了气就没了命。关于气，我们生活里的日常语言就更多了，"受气""生气""没力气""中气不足"等。气的生理功能主要是促进生长发育、推动机体的新陈代谢、推动脏腑运动以及推动物质运输等。

除了这些推动作用，"气"还具有温煦作用、防御作用和固摄作用。

当这些运动发生变化或者失常时，也就是"气"不好好工作的时候，我们的身体就会生病。"气滞""气郁""气逆""气陷"指的就是"气"的运动失常的四种情况。

我们分别来看看"气"一旦失调对女人健康的影响。

"气滞"：就是气的运动不畅，出现的最典型的症状就是胀痛。根据气滞的部位不同，出现胀痛的部位也就不同了。比如：月经引起的小腹胀痛，这是典型的气滞引起的妇科疾病。

“气郁”：指的是气结聚在内，不能通行周身。如果气郁结在内，不能正常运动，我们人体脏腑的运转，物质的运输和排泄都会出现一定程度的障碍。如：胸闷憋气、女性冬天经常会感到手脚冰冷，其实就是气运行不畅所导致的，所以，冬天一定要多吃多运动才能保证气血的正常运行。

“气逆”：指的是气在体内上升太过、下降不及给人体造成的疾病。气在人体中的运动是升降有序的，上升作用能保证将体内的营养物质运输到头面，维持各脏器在体内的位置；下降则是使进入人体的物质能自上而下依次传递，并能将各种代谢物向下汇集，通过大小便排出体外。如果上升作用过强就会使头部过度充血出现头晕头涨、面红目赤、倒经（月经从鼻孔流出）、头痛易怒、月经过多、两胁胀痛，甚至昏迷、半身瘫痪、口角㖞斜等症，下降作用过弱则会出现饮食传递失常，出现泛酸、恶心、呕吐等症。

“气陷”：和上面那个正好相反，上升不足或下降太过。上升不足则会导致头部缺血缺氧或脏腑不能固定在原来的位置，出现崩漏、头晕、健忘、眼前发黑、精神不振等症；下降太过则会导致食物的传递过快或代谢物的过度排出，从而出现腹泻、小便频数等症。

上面讲了人体的重要物质“气”，那接下来就不得不讲一讲“血”。

血对人体最重要的作用就是滋养，它携带的营养成分和氧气是人体各组织器官进行生命活动的物质基础。血对女人来说就更加重要了，血充足，则人面色红润，肌肤饱满丰盈，毛发润滑有光泽，精神饱满，感觉灵敏，活动也灵活。因为血是将气的效能传递到全身各脏器的最好载体，所以中医上又称“血为气之母”，也称“血能载气”。

血的生成和以下两个因素密切相关，也就是说补血可以从这两方面入手：

（1）脾胃的运化功能。

（2）气的充足程度。

脾胃是我们机体消化吸收饮食的重要器官，也是血液生成的物质来源，因此，在中医上有“脾生血”的说法，也就是说补脾是养血的关键。

气有推动血液运行的作用，因此气充足血液生成才会旺盛。中医上称“气能生血”，也就是说如果血虚则应先补气。

如果血亏损或者运行失常就会导致各种不适，比如失眠、健忘、烦躁、惊悸、面色无华、月经紊乱等等，长此以往必将导致更严重的疾病。

由于女性的生理特点，月经时血液会有一定量的消耗和流失，加之经期情绪、心理的变化，身体中的雌激素分泌降低，月经失调紊乱也就时常发生。随之而来的肌肤变化，可想而知。肤色暗淡，眼圈发黑，还有满脸的痘痘，花容失色，令人苦恼。经期调节内分泌，提高激素水平，补气养血，从根本上调经理血，当然也是养颜之本。

简便易行补气养血的美颜方法：

饮食调养：平时应该多吃富含优质蛋白质、微量元素（铁、铜等）、叶酸和维生素B_{12}的营养食物，如大枣、莲子、桂圆肉、核桃、山楂、猪肝、猪血、黄鳝、海参、乌鸡、鸡蛋、菠菜、胡萝卜、黑木耳、黑芝麻、虾仁、红糖等，具有补血活血的功效。

中药调养：常用的补血中药有当归、川芎、红花、熟地、桃仁、党参、黄芪、何首乌、枸杞、山药、阿胶、丹参、玫瑰花等天然中药，用这些中药和补血的食物一起做成可口的药膳，均有很好的调节内分泌、养血效果。

运动养生：运动也是调养必不可少的一个环节。平时可练习瑜伽、太极拳等舒缓运动。另外，传统中医学认为“久视伤血”，所以长时间坐在电脑前工作的职业女性，应该特别注意眼睛的休息和保养，防止因为过度用眼而耗伤身体的气血。

经络疗法：经常做头部、面部、脚部保健按摩消散瘀血，并坚持艾灸关元、气海、足三里、三阴交等穴位，对延缓衰老有一定作用。

保持女性“气血”旺盛，对女性健康十分重要。

气血充盈，显露美丽气色

中医认为，人体的内在脏腑气血的不足，必然要表现在外在的皮肤、颜面之上。气虚了，就会面色无华，精神差，疲乏无力。血虚了，就会皮肤枯燥，面色苍白或萎黄，指甲不光滑。所以女性面白无华、皮肤差很多都是气血不足导致的。

血与气是人体生命活动的物质基础，气旺血充，人的精神思维活动才会正常，血气充盛，人体才会有充沛的精力、活跃的思维、矫健的身躯、良好的记忆力和敏捷的应变力，才能够光彩照人。少年时“血气未盛”，中年时“血气方刚”。血气的水平与人体的身体健康、精神状态有着非常密切的关系。

中医认为“血为气母，气为血帅”。气血是人体五脏六腑四肢重要的营养成分，也是人精神状态的基础，血运行在脉中，营养人体内外。在中医学中，气属阳，主动，气有推动、温煦、营养、固摄、调节的作用。血液的运行被认为是心气的作用，也可以说是心阳的作用。血属阴，主静，性凉，血的运行依靠的是气的推动和温煦作用，同时为了保持血液按一定的脉道运行，不至于逸出脉外，又需要气的固摄作用。气的来源又需要血的营养。血属阴，气属阳，血的宁静与气的推动、固摄之间形成了一个阴阳的协调平衡，这样就保证了血气的正常运行。

所以说血离不开气，气离不开血，只有气血充盈的容颜才能如水般滋润而美丽。

怎样才能让气血充盈呢？不妨看看下面的方法：

补养气血就是要补肺脾肾

中医认为，人的气来源于三个方面。肾所藏先天之精气，肺所吸入天地之精气，脾胃所吸收之水谷精气。这三个方面是人体精气血的来源，所以，补气血就是要补肺脾肾。

补养气血的药与食物

人参：大补元气，补肺益脾，生津安神，是最好的补气之品。

黄芪：补气固表止汗，气虚汗多者最为适用。

山药：补肺脾肾三脏之气阴。既是中药，又是美食。

大枣：补气健脾，养血安神，是生活中最常见的补养气血之品。

当归：补血，活血，调经，是补血要药。

西洋参：补肺降火，养胃生津，宁心安神，是阴血不足、虚烦失眠者的良药。

枸杞：滋肝补肾，益精明目，润肺补虚，对调节肝肾阴血虚弱都有很好效果。

阿胶：补血滋阴，自古以来就是补血要品。

何首乌：补血益精，又能乌发生发。

气血盛衰决定秀发荣枯

中国人自古以来就以乌发为美，拥有一头乌黑发亮的头发不仅看上去非常漂亮，而且也是身体健康的重要标志，要想拥有一头乌黑秀美的头发就请关注自己的气血。平时适当吃些益肾、养血、生发的食物，如芝麻、核桃仁、桂圆肉、花生、大枣等，对防治脱发大有裨益。

中医认为“气血同源”“气能生血”“血为气之母”，气血对肌肤、毛发具有润泽的作用。明代医学家王肯堂在其书《证治准绳》中说："血盛则荣于发，则须发美；若气血虚弱，经脉虚竭，不能荣发，故须发脱落。"

这都说明，人体毛发的枯荣是由于气血盛衰而决定的。头发属于少阴、阳明；耳前的鬓毛属于手、足少阳；眼上的眉毛属于手、足阳明；唇上的胡子属于阳明；下巴上的须属于足少阳、阳明；两颊上的髯须属于少阳。如果气血盛，则毛发长得又快又好；如果气多血少，则毛发黑但长得慢；如果气少血多，则长得又少又差；如果气和血都少，则毛发不生；如果气和血都过盛，毛发就会黄而赤；如果气血皆衰，头发就会发白并脱落。

可见，要使自己的秀发又黑又亮，就要使自己的气血充实起来，这是保持秀发魅力的根本办法。

有着"孔雀公主"美称的中国著名舞蹈家刀美兰，曾经以一头飘逸的秀发，为那婀娜的舞姿平添了无穷的魅力，征服了无数人的心。如今几十年过去了，当年那个水边起舞的姑娘，现在已经60多岁了。时间却好像对她格外偏心，不仅舞姿依旧那么美，风韵仍不减当年，刀美兰的秀发也依然如初，而且发质柔韧，甚至找不到一根白发。问到她的美发秘诀时，她说："我习惯用清凉油和牛角刮痧，清凉油有温通经脉、活血解毒的作用。牛角能滋阴凉血，用牛角梳子梳头能有效去头屑，防止脱发。"从她的论述中我们发现：她之所以拥有一头乌黑的长发与她的气血有很大的关系。刮痧不但能调整脏腑功能，而且还能增强血液循环，改善营养供给，从而促使毛发增长。

另外，每天必须摄入一定量的主食和水果蔬菜。因为主食摄入不足，容易导致气血亏虚、肾气不足，直接导致头发稀疏。每个健康的成年人每日粮食的摄入量以400克左右为宜，不得少于300克。最后还要减轻精神压力，因为压力会造成内分泌失调，使皮脂腺分泌增加而导致脱发。相信只要坚持做到以上几点，让自己的气血充盈起来，就可以帮你防止头发"衰老"，拥有健康秀美的头发不再是难事。

气血失调如何“先知先觉”？

气血不调不一定非得专业医生才能诊断出来，日常有很多症状其实已经在向你示警了。

很多人要问了，我们本身不是医生，怎么做才能对自己的身体“先知先觉”，知道有没有气血不调呢？

事实上，要想做到“先知先觉”并不难，只需要每天对自己的身体更加关爱一点点，更加体贴一点点就可以了。我们也可以自己和身体对话，来详细了解它的气血运行情况。比如，每天起床后，自问自答一下。

（1）是不是有面色苍白或比较暗淡、疲倦无力、头晕耳鸣、皮肤干燥、头发脱落、指甲易裂的情况发生。

（2）是不是觉得说话有气无力或中气不足，经常觉得疲累，不想说话。

（3）是不是出现经常性的心悸、胸闷，或阵发性的心胸疼痛，唇色暗淡，舌头发紫。

（4）是不是肢体容易麻木，甚至疼痛，手脚总是发冷或莫名地发热。

（5）是不是有食欲减退、恶心呕吐、腹胀腹泻、嘴角皲裂的情况。

（6）女性是不是有月经过多或过少甚至闭经的情况。

如果我们的身体或多或少地出现了上面这些症状，那我们就要注意了，因为身体已经提示我们：气血不调了！

此时，疏通气血、补足气血是当务之急。我们应该调整饮食，利用食物的特性来帮助气血恢复。气虚者需补气，补气的药物有人参、黄芪、党参等；血虚者需补血、养血、生血，补血的药物有当归、阿胶、熟地、桑椹等；气滞者需通气，通气的食物有山楂、玫瑰花等；血瘀者需活血，活血的食物有藕节等。

我们还必须加强锻炼。现代人缺乏正确的锻炼，使人体变得静多动少，这就造成体内气血瘀滞，运行不畅，身体出现各种不良反应，所以我们有必要加强锻炼，畅通气血。

其实，健康就在我们生活的点点滴滴中，只要我们能够在细微的问题上稍加留意一下，我们的健康就能前进一大步。

想青春永驻，就让气血动起来

女孩子在十七八岁的时候，皮肤嫩嫩的，脸庞红红的，好像红苹果一样。每个人看到都会说："气色好好！"这时的女孩子会让人感受到青春活力无穷。所以，皮肤的色泽娇嫩鲜艳可以说是青春的标志。

那为什么气色会那么好呢？用中医美容的话说，其实就是"气血充盈"四个字，指气血不但要充足，还要能流动起来，流动的气血便能产生活力和美。

中医认为："所以得全性命者，气与血也。血气者，乃人身之根本乎！"就是说，气血是人的根本。又有"气为血之帅，血为气之母"之说。"气为血之帅"是指气能生血、气能行血和气能摄血。气旺则血充，气虚则血少；气行则血行，气滞则血瘀。仅有血而无气的推动，则血凝不行，而成瘀血；仅有气而无血的运载，气就无所依靠，就会涣散不收。

所以，气血既要充盈，更要流动起来。

《黄帝内经》认为动以养形，静以养神，动静结合才能“形与神俱，而尽终其天年”。《黄帝内经·素问·上古天真论》讲“动以养形”，是指运动能促使人体气血充盛、百脉通畅，能够增强人体之气，使之畅通无阻，从而提高人体抗病能力，使得机体强健而祛病延年。健身运动的方法应以“形劳而不倦”为准则。动与静必须结合，才有利于人体健康。

“静以养神”是指保持心情的宁静、专一，能使脏腑之气机协调，真气充沛，形体强壮而无病患。《黄帝内经》明确指出“静则神藏，躁则消亡”。“静”是相对的概念，不是绝对的静止。心神宜静，是“精神专一”，并非是不用心神。完全不用心神，那么心神也将颓废退化。因此，心神动用适当合理，能强神健脑。若心动太过，也能引起病患。心神宜静，不是不动而是不妄动。

人体的精神情志会影响到人体气血的运行。比如，生气的时候气血便会上冲到大脑和脸部，会出现满脸通红的现象。精神对气血的流动和运行非常重要，所以，我们应保持平静的心态，避免情绪的激烈变化，不要出现大怒、大喜、大悲的现象；保持乐观的情绪，事情都要向好的方向看；宣泄是排除不良情绪的良药。

运动能使气血通畅，血液流通。因此，运动是使气血流动起来的最好方法，散步、健身、游泳等都是运动的好方法。运动贵在坚持，散步是现代人繁忙的工作之余最佳的运动方法之一。推荐一种快走健身法，方法简单，健身效果良好：选择一个圆形的场地，先朝前快步走3圈，再倒退着走3圈，体力好的人可多走几圈。

一日吃三枣，终生不显老

人人都怕老，都怕丑，特别是女人，那么怎样才能使自己变得美丽和青春永驻呢？其中一条经验是：坚持每天吃上三个枣，大枣有极佳的美容功效。

有一个叫皮皮的女孩，以前皮肤黯淡无光，还时常会有小痘痘光临，可是现在皮肤却变得白里透红，红润有光泽，而且小痘痘也不见了，后来她告诉朋友，她的皮肤之所以有如此大的改变全靠大枣的帮忙。她每天坚持吃至少三个大枣，半年下来，皮肤就变好了。

民间有“一日食三枣，百岁不显老”“要使皮肤好，粥里加大枣”之说。

检测表明，枣富含人体不可缺少的蛋白质、脂肪及钙、磷、铁等多种矿物质元素，尤其是含有大量的维生素A、B族维生素、维生素C。

大枣含有维生素A、维生素C、维生素B_2等多种维生素，称得上“百果之冠”。大枣中还含有益于健康的化学成分如谷氨酸、赖氨酸、精氨酸等14种氨基酸，苹果酸、酒石酸等6种有机酸，黄酮类化合物及磷、钾、镁、铁等36种微量元素。

中医认为，大枣最能滋养血脉，向来被民间视为补气佳品，可医治面容枯槁、肌肉失润、气血不正等症。大枣亦能防治贫血、发绀、妇女更年期情绪烦躁等症。

现代医学表明，大枣中含有的环磷酸腺苷具有扩张血管的作用，可改善心肌的营养状况，增强心肌收缩力，有利于心脏的正常活动。大枣中的山楂酸具有抗疲劳的作用，能增强人的耐力。此外，大枣还能减轻毒性物质对肝脏的损害。

可见，大枣的药用价值非常高，医学文献中记载着许多以大枣为材料的药方。大枣去核，加胡椒水煮熟后，去胡椒吃枣喝汤能治胃病；用大枣100克浓煎，食枣饮汁，日服3次，能治贫血；将大枣与淮小麦、甘草煎汤饮服，对血小板减少性发绀、妇女更年期发热出汗、心神不定、情绪易激动等均有调补作用。

正因为这样，大枣又被称为“木本粮食”。吃枣可以治病，可以充饥，更可以强身健体。

吃枣时需要注意的是，大枣腐烂后，会使微生物繁殖，枣中的果酸酶继续分解果胶，产生果胶酸和甲醇，甲醇可再分解生成甲醛和甲酸。食用腐烂的枣，轻者可引起头晕，重则危及生命，所以不要吃腐烂变质的枣。

女人补气血的六字原则

女人补气血最关键的就是要牢记这个六字原则：胖补气，瘦补血。

一个女人气不足便会胖，血不足便会瘦。对于任何一个女人来说，极胖的身体让人无法忍受，极瘦的身体又不会很健康。所以对于一个女人来说，平衡气血总的思路就是胖了补气，瘦了补血。气血一平衡，胖人就会变苗条，瘦人就会变得丰满，身体内的各种不适感就会自动消失了。

传统中医理论认为，中医不治病，只调气血。西医看病是治病，中医看病叫调理。如何调理呢？就是把气血调理好，让全身的气血平衡，而治病则是要把病控制住。调理的方法是疏导，治病的方法是对抗。人什么部位不舒服了，中医首先要围绕气血来辨证，看身体是阴盛呢，还是阳盛；是寒证呢，还是热证；是表证呢，还是里证；是虚证呢，还是实证。然后，虚则补之，实则泻之；热则寒之，寒则热之。经过一番疏导调理之后，人的气血慢慢就平衡了，疾病自然就好了。不仅如此，中医调理经常还会带来一些额外的惊喜。比如，一个胖子本来是找中医减肥，那中医便以补气为主，几个月之后，不仅体重减轻了，令人没想到的是，他患了七八年的脂肪肝也被调好了。又比如，一个瘦子的肝不好，他来找中医调肝，中医便给他补血，谁知几个月之后，他的肝不仅好了，而且十几年的老胃病也消失了，人也胖了起来。

人们觉得自己什么部位不舒服了，去找找西医，西医会说："你去拍个片子吧！"片子拍出来后，医生拿起片子仔细研究，看了半天也没发现什么病理性变化，只能开点维生素，让病人多休息两天。西医有很多长处，但也有自己的弱点。弱点之一就是，许多亚健康的问题，西医根本就检查不出来，而这却是中医的强项。

很多人总感觉身体不适，什么精力不济、食欲不振、疲劳无力、心慌气短、腰酸腿疼、急躁易怒、记忆力下降、头晕目眩、月经不调、失眠多梦，跑了很多医院，花了大把大把的钞票，也查不出是什么问题。最后来找中医，中医通过一些方法调理气血，没多长时间，病人所有的症状都没有了。这时如果到中医那去问："请问这位到底患的是什么病呢？"中医大夫只会说，他是气虚，或者血虚，而无法像西医那样准确地说出一个病名来。所以，一些西医就讽刺中医，说天上飞过来一群鸟，西医先要用望远镜仔细确定是什么鸟，然后再瞄准，砰的一声，枪响了，鸟落了下来。而中医上来就是一枪，砰的一声，鸟应声而落，别人问，打的什么鸟，中医说不知道。

很多中医专家对中医理论的理解是，不管黑猫白猫，抓住耗子的就是好猫。病人才不会管那么多呢，只要身体调理好了，其他的都不重要了。说句大实话，中医要想跟西医比理论，那就好比是潘长江去跟姚明比身高。但如果要是比最后的疗效，恐怕就难分高低了。

现在很多医生遇到的病人基本上可以分为两类：一类是胖人；一类是瘦人。而不胖不瘦的病人，医生遇到的却越来越少了。

胖人来了，医生便会给他一套补气的养生方案；瘦人来了，医生就给他一套补血的养生方案。开始，一些病人不以为然，这个人说："医生啊，我是来找你治中风的，你怎么给我补气减肥呢？"另一个人说："医生，我是来治胃病的，你怎么给我补血呢？"医生会说："你们先去试试吧！这些东西都是你们经常吃的食物，没有任何不良反应的。"结果往往是胖人的中风治好了，瘦人的胃病也不再犯了。

的确，中医有时就这么简单，只要你明白自己身体内气血的虚实，吃一段时间的大枣、木耳，病就会好转，根本不需要开附子、干姜、人参和当归。

早晨拍拍手就能补气

拍手是一种至刚至阳的养生方法，其主要功能就是补气。手是阳气的大本营，手穴共有39个，拍手可以振动阳气，推动全身气的运行。

为什么要早上拍呢？因为早上太阳刚刚升起，天地间的阳气开始慢慢积累，人体内的阳气也随着旭日开始生发，以人配天，此时拍手可以促进阳气的生发，利于全身之气的运行。

去年春天一个周末的早上，周凯陪母亲去公园溜达，无意间他看到一群中老年妇女在拍手，一边拍一边喊着，很是带劲儿。但是去公园里健身的都是老头老太太，所以周凯后来故意去看了几次都没敢站到他们中间。周凯夏天休假时，忽一天，心里痒痒，就想着去参与了解一下，周凯在心里对自己说："一次而已。"一小时的拍手，说真的，对周凯这个多年来积极规律健身的人来说，多少也感到了一点儿挑战（后来了解到，一小时下来拍手共计2800次）。连续去了三天，想不到健身俱乐部的朋友说周凯瘦了！周凯自己倒没什么感觉，周凯想了想，生活没有任何变化啊，要说有那就只有拍手了。回家后照镜子，周凯感觉好像脸是尖了一点儿，腹部收紧了些，周凯很是开心。年假过去了，周凯再也没有时间天天去公园拍手了，只要周末有时间就会坚持去。周凯这期间没有其他太多的感受，直到有一次，健身时可能运动量太大，周凯的左腿大腿根不知怎么就受伤了，走路时很疼。用热水袋热敷、点揉穴位、练功等能想到的办法都用了，疼痛都是暂时的缓解，周凯在家休息了两天，始终不能彻底治愈。第三天因上午11:00点周凯必须出去办事，就提前先去拍手，奇迹就在拍手结束的时候发生了，当周凯小心翼翼地迈开步子的时候，左大腿根的阻碍感完全没有了，周凯可以自由地大步走路了！从此，周凯真正信服了拍手简单，效果却很不简单的说法。天气渐凉，周凯没有再去，期待明年的春夏。

拍手为什么会有如此神奇的功效呢？因为我们的手上有几十个穴位，拍手时可以振荡气脉，带动十二经脉和奇经八脉（含任督二脉）的循环，并且还能将人体内的阴寒污秽之气从手指的尖端排出。中医说，所有的疾病都是气血失调造成的，血靠气来引导，气是健康的关键。气的顺畅与否会影响生理功能、内外分泌、血液循环系统、呼吸系统、神经系统、消化系统、免疫系统等，拍手可以促进气血的通畅，振动阳气，推动全身气的运行，是免费的养生补气之法。

立姿拍手，就是取站位用实心掌拍手，双手则是十指张开，两手的手掌对手掌，手指对手指用力拍击。拍击面最完全，刺激量最大，每天空腹时拍击500～1000下，强身的效果非常好。但是要注意，拍手用力不要太轻，否则会很影响效果；另外，在户外拍手，尤其有风的日子，一定要注意拍手出微汗后不要受风着凉；还有就是腿脚虚弱的人尤其要坚持站着拍，因为坐着拍会让腿脚更虚弱；最后，如果在家练习时，戴上一副薄手套就不会再打扰他人了，而且那样力量会更集中，精力更专注，时间不用那么久，但是因为专注效果可能更好。

寿命最长的皇帝乾隆有诗云：掌上旋日月，时光欲倒流。周身气血清，何年是白头？可见生命的岁月、健康长寿的秘密早就藏在我们的手掌之中了！

1．拍打手法

（1）用实心掌展拍。拍打时感觉疼就说明拍对了。

（2）手掌每次拍打皮肤时，可加上从手掌向体内注入清气之意念，手掌离开皮肤时，可加上手掌抓出浊气的意念和动作。

（3）大面积拍打时，整个手掌、手指部分全部用上，比如拍打膝盖正面。如被拍打部位面积不大，如拍打膝盖反面的腘窝，可以手指部分为主拍，拍时腕关节可灵活抖动。

（4）拍打力度越大越好，越痛越好，只要能忍受；开始拍时稍痛，随后痛感会降低。

2．拍打顺序（一般是从上往下拍打）

（1）先拍头顶，次拍头两侧，再拍后头，后颈部。

（2）拍双肩，可左手拍右肩，右手拍左肩；肩的前部、外部、上部、后部都拍到。

（3）拍两侧胳肢窝及两胁内侧，心脏病、肺病、乳腺疾病患者尤其要多拍此处。

（4）拍双肘关节内侧，其范围应包括内侧全部经络，从内侧下沿心经到外侧边缘的肺经、大肠经，以及正中间的心包经。

（5）拍打双膝，双手先拍双膝正面，可用整个手掌包住膝盖拍，其次拍膝内侧、外侧及膝后的腘窝。

（6）此程序完成后，可根据病情随意拍打全身任何部位，哪里有病灶就拍哪里，浑身无处不是穴。比如各类痛症可拍打病灶处，痒症患者除拍打患处，还可拍血海、风市、曲池等穴位；各类妇科病（如子宫肌瘤、卵巢囊肿、痛经等）、男科病（如前列腺类疾病、阳痿、早泄等）、肾虚、更年期综合征、高血压、糖尿病、心脏病、肾病、肝病患者，可沿大腿内侧一直拍到大腿根部，并可重点拍打大腿根，再拍小腹、腰腹部。减肥者可拍打腰腹等肥胖处，有奇效，如果配合拉筋疗效更佳。

3. 拍打时间和频率

（1）一天的任何时候都可以拍打。

（2）身体健康者，单纯保健，每次可拍打头、肩、胳肢窝、肘、膝等处1～5分钟，每天1～2次，多次不限。

（3）亚健康者，某些部位功能不佳，除拍打以上保健部位外，可在病灶处加长拍打时间，一般每处拍5～30分钟，每天1～2次，更多次不限。

（4）自感不适，或有明显病灶者，除拍打保健部位外，可重点拍打病灶处半小时以上，比如膝盖痛、肩周炎、颈椎病、头痛、失眠患者，可重点拍双膝、双肘，拍打次数不限，但每天起码1～2次。

（5）大病患者，如肩不能举、腿不能走，或被医院诊断为牛皮癣、心脏病、高血压、糖尿病、癌症等患者，建议从头拍到脚，拍双肘、双膝及其相应病灶部位可拍打一小时以上，上不封顶，每天1～3次，待病情缓解后再酌情减少拍打时间。

（6）通常拍打几次后再拍打不易出痧，但这时仍应定期拍打，权当吃药打针或服用营养品。因为无论出痧与否，只要拍打就会疏通经络，起保健、治疗功效。

（7）拍打时间和频率如同拉筋，没有绝对标准，因人而异，这正是中医的美妙之处。无论有病没病，出痧与否，都可每天拍打。一次拍打不能完成也可分几次拍打。拍打不同于吃药，没不良反应。如果患者出现严重疲劳反应，可休息几天后接着拍。

4. 补充说明

（1）不管拍哪里，在刚开始拍的几分钟，都会出现红色、青瘀、紫红色斑点或包块等。拍出后，应继续拍30分钟～1小时，把拍出的瘀块再拍散化瘀（也就是让瘀紫变回红色）才可停手。一般2～4天内就可以恢复。如果拍几分钟出瘀块后就停止，恢复的时间则稍长一点，要

5~8天。

（2）患者应尽量自己拍打，因为手上全是穴位，心经和心包经都经手上，一拍打就可形成一个循环的经络，气血行走更畅通。

养心美颜，从生活细节做起

最近王丽偶遇多年未曾谋面的一位友人，她是美容师。算起来，她已经年过四旬了，可一点儿没有衰老之相，不施粉黛却越发年轻，体态轻盈，容光焕发，看上去要比实际年龄小十岁。喝茶时王丽向她请教驻颜之术，她说自己并没有选用什么特别的大牌美容护肤品，唯有坚持“养心”二字，一直能保持良好的心态，所以看起来年轻有活力。

《黄帝内经》说：“心主血，为生之本，……心充脉华面，在液为汗，开窍于耳及舌。”

中医认为，一个人面色是否润泽，反映的是气血是否充盈。心主血，心血充盈了，人的颜面就会红润而有光泽。所以，养心，能让女人容颜润泽如蜜。

女人天生爱美，这个世界因女人而多姿多彩。常常可见女人花大量的钱买化妆品和时装来装扮自己。此法形而下之，卸了妆，脱了外套，那就不够美了。

不懂得养心的女人，就像不懂得育花要从根部浇水、施肥一样。养心，能令如花女人持续长久美丽盛开；能让女人之美摄魂夺魄，以其宁静、庄严、华贵而令人仰慕。宋美龄便是深谙养心之道的一代名媛，百岁高龄时，美国总统还赞誉她为美丽的女人。养心的成功，让宋美龄从内心到外在已臻完美境界。

养心美颜，从生活细节做起

（1）读书。女人的美，在于心灵，在于气质，在于神韵。会读书的女人，心有琴弦，雅意一生；会读书的女人，纵然独自漫步，也有清风明月邀约，花香白云为伴；会读书的女人，心境是单纯的，感觉是灵秀的。这样心无杂念的知性女人，谁能说她不美？

（2）宽容。宽容，是女人养心的至上境界，是心灵美在人生态度上的体现。

（3）音乐。“音乐是女人的公开情人”，怀旧时，放一曲钢琴曲，《童年的回忆》如涓涓小溪静静流淌，耳边仿佛又响起儿时同伴的嬉笑声。

（4）艺术。经常欣赏各种高雅艺术，陶冶性情、丰富心灵感受，举手投足之间自然会有文化与艺术的气韵。

静心养生法

当心情不佳时，选个安静的地方，全身放松取坐势，双手置于膝上。深呼吸，闭上眼睛，让大脑完全安静。听四处风吹过树叶的声响，小鸟的鸣叫，微风拂面而心旷神怡。想象自己来到深山之中，自由自在地漫步其间。或是身处山巅，白云在脚下流淌；或是身处蔚蓝色的大海之上。如是流连于绮丽风光中，心情会无比欢畅。

养心美颜食物

（1）桂圆。有养心安神、滋阴补血的功效。适合体弱多病、心悸失眠、面色无华的女性进补之用。将桂圆肉加冰糖熬制成膏，每天早晚冲服一汤匙，简单方便，易于保存。可将桂圆肉、莲子肉各30克，糯米100克，武火烧沸后改为小火慢慢煮至米粒烂透，可养心补血，润肤红颜。其适用于心气虚、心血亏而面色无华的女性。

（2）蜂蜜。蜂蜜采百花之精，是女性美容圣药。蜂蜜既可单独食用，也可与阿胶、大枣、桂圆肉、核桃、枸杞等制成膏。经常食用可使女人“面如桃花”。

养心食疗方

养心食疗方中有一个枣豆黑米粥。

配料：大枣25克，红豆50克，黑米100克，红糖适量。

做法：大枣、红豆、黑米洗后加水。烧沸后改用小火慢慢煮。至豆粒烂透，加红糖即可食用。其能补心血、健脾胃、养心宁神。

第六章

拒绝衰老，让“毒素”靠边站

——打造健康无毒新生活

中医学所说的“毒”，一般是指各种对人体组织、器官、细胞有害的物质，例如：夏季中暑体内会有“暑毒”，冬季严寒伤人会出现“寒毒”，水肿厉害就是“水毒”。这些毒素若不能及时排除或通过新陈代谢排出体外，就会淤积体内，引起各种疾病，也会加速女人机体的衰老。为了年轻美丽，女性朋友们，请坚持排毒吧。

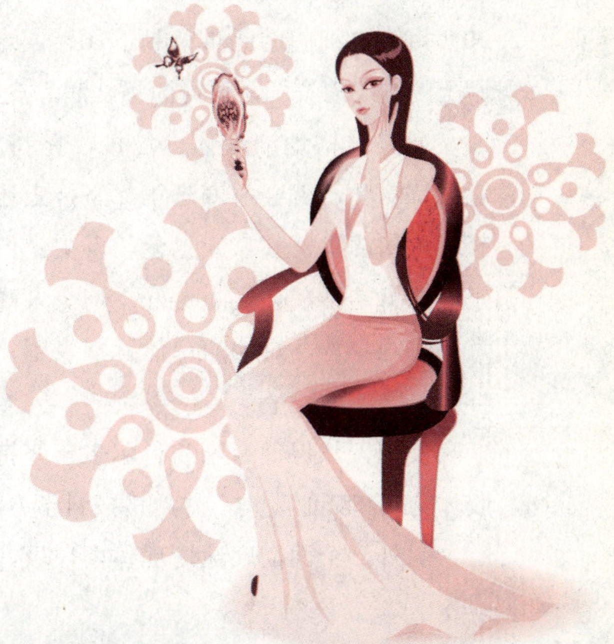

排毒既能养颜美容又能延年益寿

习惯上认为，经常便秘的人“内热”较重，脸上会起青春痘。而且，如果隔2～3天才有一次大便，大便通常会变得很干燥，这是肠道对毒素进行重吸收的结果。大便中的毒素不能及时排出，通过肠壁重新被吸收到血液中去，令血液中的有害物质增加，从而加重了肝脏的负担，使肝脏无法解除过多毒素而导致肝火上升，容易产生色斑。而排毒能平衡人体内分泌，清除淤积在体内的各种毒素，进行“体内环保”，从而使人“颜面”光洁健康，充满活力。

研究表明，成年人通过排毒清除人体内衰老的细胞，一个月内可使身体中新细胞的数量增加10％。半年之后，新细胞的数量可增加到90％，衰老细胞的比重只剩下10％。这一比重已和幼童差不多，结果是脸上的皱纹消失了，变得面颊红润，皮肤细嫩，精神矍铄。

始终严格地清理体内垃圾，坚持科学进食，避免产生新垃圾并自觉锻炼身体，就会益寿延年。坚持上述做法的美国人保尔·布莱克，年轻时疾病缠身，其家族也无长寿史，但他在年逾90岁时，精力之旺盛，工作能力之强，记忆力之好，均令人难以置信。他活到95岁时，因遇到意外海难身亡，对他的尸体解剖表明，他的心脏和20～30岁的年轻人一样。

美国天然保健专家翁科尔多年坚持用蔬菜、水果汁清理体内细胞的胶体物质和其他废物，并严格按科学方法进食，结果活到110岁。

另外，全面彻底地清理体内垃圾，人的体重也就相应地减去同样的重量，所以排毒还可以达到间接减肥的目的。并且，消除体内垃圾后，如果能坚持科学进食，减肥之后还不会出现“反弹”。这样，大腹便便、肥臀摇曳、走路蹒跚的形象也能彻底改观。

对很多女性把美容养颜的希望寄托于排毒类保健品的做法，中医方面的专家表示，不是所有想美容的人都需要排毒。从中医的角度来看，美容主要涉及气血两个因素，正所谓“气主熏之，血主濡之”。血不足（血虚），皮肤就会显得干燥，缺少柔润的颜色；而血温过高（血热），面部会发疹生疮。气与血又常常互相影响。当气不足时，人就会面部萎黄，当气热重时，面部就会发燥生疮。与此相对应，中医讲美容历来就有两个角度，即补与泻。

“排毒”可以起到由于毒邪排除、气血流畅而使肌肤气色比原来更好些的作用，但它注重“泻”而起不到“补”的作用，而对于那些气血虚弱不足的人来说，不仅不应该泻，反倒应该进补。因此，排毒类产品只适合部分人群用于美容。

顺其自然的排毒方法才是最好的

毒素就像摩天大厦窗上的灰尘一样，你费劲擦洗，但过不了几天，玻璃上又累积了厚厚的一层，人体的排毒机制永远也赶不上废物累积的速度，一项研究报告显示，即便是生活规律、身体健康的人体内，平均仍可能残留多达91种潜在的有毒物质。专家明确指出：这些毒素不是在短短一周内只喝不加糖的茶就能排除的。

这并不是否认饮食控制在协助排毒方面的功效，而是说饮食控制的前提是持之以恒，保持这种态度才能建立体内的新秩序。身体排毒最有

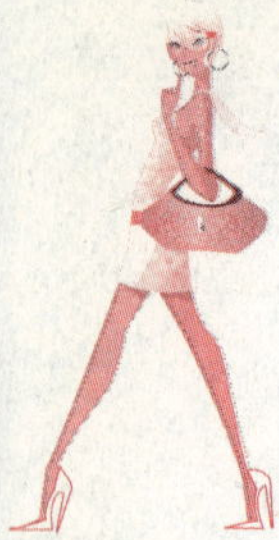

效的方式是控制每天摄取的食物与化学物质，这是减少体内负担最简单关键的方法：排毒不只是净化，而是发展一项持续性好习惯的坚持，饮食习惯的转换需要意志力的坚持和毅力并且至少得持续几个月，这就是为什么排毒课程无法只将其作为一项短期计划，而必须将它视为一种全新的、较健康的生活态度的原因。

中医理论认为，人体内各种毒素排出的关键在于通，因此要保持体内各种生物管道正常的生理功能，使之发挥良好的排毒作用，专家建议，健康人排毒不应依赖于保健品，而应着眼于树立健康的营养观念，用顺其自然的方法来排毒才是最好的。

建立良好的饮食习惯，在日常饮食中轻松排出毒素。

（1）多喝水和新鲜果汁。

（2）多吃新鲜蔬菜、杂粮和有机食品。

（3）每周吃两天素食，给肠胃休息的机会。

培养健康的生活方式

（1）平日注意运动，应适当地跑跑步，出出汗，解放阻塞的毛孔，保持心情舒畅以及充足的睡眠。

（2）每天洗澡时，尽量使用不含化学物质和泡沫较少的浴液，清除死皮可以疏通堵塞的毛孔，帮助汗液排出。

（3）每周进行一次蒸汽浴或桑拿，也能有效加快新陈代谢，排除毒素，浴前喝一杯水能帮助加速排毒，浴后喝一杯水可以补充水分，同时排除剩下的毒素。另外，蒸桑拿时不要在皮肤上涂抹润肤油，以免阻塞好不容易张开的毛孔，影响排毒效果。

试着从日常饮食中排除毒素

现代人提倡“体内排毒”。专家指出，与其跟随潮流耗费金钱购买昂贵的排毒食品，不如在日常饮食中巧妙地利用排毒食物，只要吃得正确，轻轻松松就能达到排毒效果。

多喝白开水或新鲜果蔬汁

水是百药之王，可以稀释毒素，加快代谢速度，促进毒素及时从尿液中排出体外。有人称喝水是最简单易行的排毒方法，喝水的好处多多：减轻头痛；缓解便秘；控制体温，通过出汗排出毒素；使皮肤看上去有光泽，感觉柔软；冲洗肾脏和肝脏，去除代谢物；使免疫系统更有效；减少胆结石和肾结石的可能性；减少饥饿感；保持大脑活力，因为脱水可能造成记忆力丧失和衰老；保持精力旺盛。平时就要多喝水，天热、运动出汗，或者因为其他原因出汗时更应该多喝水。含咖啡因的饮料，如咖啡、可乐和酒等都不应该计算在内，因为它们增加了体内水分从尿液中的流失，这还会导致身体缺水。

新鲜果蔬汁是人体内的“清洁剂”，它能解除体内堆积的毒素和废物，一定量的鲜果汁或鲜菜汁进入人的消化系统后，血液便会呈碱性，积聚在细胞中的毒素就会被溶解，并经排泄系统排出体外，起到预防酸中毒、皮肤病、青春痘、神经衰弱等疾病的作用。

常喝牛奶，常吃大蒜

牛奶是很好的轻微中毒解毒剂，不小心喝到酸、碱剂时，喝完牛奶后再送医院，可以争取急救时间，常接触铅者，也应多喝牛奶、吃大蒜和蔬果，牛奶蛋白能与铅结合形成不溶性化合物，大蒜中的有机成分也有同样的功效。

补充海藻类食品

藻类食品有海带、紫菜等，海带对放射性物质有特别的亲和力，其中的胶质能促进体内的放射性物质随同大便排出体外，从而减少放射性物质在体内的积聚，降低放射性疾病的发生率。

偶尔食用猪血汤

猪血汤为动物血中的佳品，做成汤喝，能清除体内污染。心中的血浆蛋白经胃液和消化液中的酶分解后，能产生一种对人体有益的物质，这种物质可与入侵肠道的粉尘、有害金属发生化学反应，使之成为不易被人体吸收的废物排出体外，有除尘、清肠、通便的作用。

绿豆汤

绿豆性寒凉，可清热解毒去火，中医常常用它来解多种食物和药物中毒。绿豆汤是夏秋季节的饮用佳品，常饮用能促进机体的正常代谢，帮助排泄体内的毒素，日常饮食中应多吃些绿豆汤、绿豆粥、绿豆芽。

菌类食物

菌类食物特别是黑木耳，有良好的抗癌作用，并且有清洁血液和解毒的功能，经常食用能有效清除体内污物。蘑菇能帮助人体排泄体内的毒素，促进机体的正常代谢。

胡萝卜

胡萝卜中含有丰富的胡萝卜素，被人体吸收后能有效补充维生素A。胡萝卜中还含有大量的果胶，这种物质与汞结合，能有效地降低血液中汞离子的浓度，加速体内汞离子的排除。

茶叶

茶叶中的茶多酚、多糖和维生素C都具有加快体内有毒物质排泄的作用，特别是普洱茶，研究发现，普洱茶有助于杀死癌细胞，常坐在电脑旁的人坚持饮用还能防止电脑辐射对人体产生的不良影响。

无花果

无花果为水果中之佳品，富含有机酸和多种酶，食用鲜果能促进肠道内有益细菌的增殖，还能吸附肠道内各种有害物质，起到净化肠道的作用，现代医学研究还发现，无花果至少对胃癌、肝癌、肠癌、食管癌、膀胱癌等13种癌病有明显的疗效。它所含的超氧化物歧化酶，可以防止人体衰老，有延年益寿之功。

芹菜

芹菜中含有丰富的纤维，它可以像提纯装置一样，过滤体内的废物。经常食用芹菜可以刺激身体排毒，对付由于身体毒素累积造成的疾病，如风湿、关节炎等。此外芹菜还可以调节体内水分的平衡，改善睡眠。

苦瓜

苦味食品一般都具有解毒功能。研究发现，苦瓜中有一种蛋白质能增加免疫细胞的活性，清除体内的有毒物质。女性多吃苦瓜能起到利经的作用。

粗粮

粗粮有助于保持大便的通畅，避免毒素久滞肠内，还可调节体内环境，使肠内菌群平衡，从而提高机体的抗病能力和免疫功能。

葡萄酒

葡萄酒含丰富的柠檬酸，属碱性饮品，这是白酒及其他酒精饮料所不具备的。常适量饮用，有防治酸中毒、治疗痛风及利尿的作用。

简单有效的排毒运动

运动能够加速新陈代谢，可以说是排毒的最好方式。在一些人的眼中，运动比较麻烦，感觉上需要抽出大量的时间来专门进行。

其实，有一些非常轻松且随时随地都可以进行的身体运动，无须借助于任何昂贵的器具，也不用专门的场地，就可以简单而又轻松地排毒。

轻轻松松逛街

逛街，这个最受女性欢迎的休闲方式，就是一种很好的有氧运动。女性逛街少则一两个小时，多则三四个小时，这样不停地走动可以增加腿部血液循环，消耗体内大部分热量，达到健身排毒的效果。另外它可以让你出汗，从而刺激淋巴系统，有助于淋巴回流。除了动脉和静脉两大循环以外，人体的第三套循环系统就是淋巴系统，一些不容易透过毛细血管壁的大分子物质如癌细胞、细菌、异物等较易进入毛细淋巴循环系统。在逛街的时候，你也可以尽可能地大幅度摆动和舒展手臂，因为这样会更有利于全身排毒。

简简单单爬楼

对长时间坐办公室的人来说，爬楼梯是又一个简单可行的锻炼方法。健身专家研究发现，做上下台阶运动，可降低体内胆固醇，增加静止时脉搏跳动次数，增进心血管功能，并能加速血液循环，有效排出血毒。

利用家里的楼梯，右脚先踏上阶梯，随后左脚跟上；然后右脚先下，随后左脚跟下。此运动在操作时，可配合快节奏的音乐或者是心里默数拍子以增加节奏感。

一天多次，每次花5～6分钟就可以收到良好的效果。

快快乐乐跳绳

跳绳，这种最熟悉不过的童年娱乐方式，恰恰是最有效的运动排毒方式之一。一根简单的跳绳舞动开来，就是一种全身性运动，身体各部分排毒器官（尤其是淋巴系统）都能在跳绳过程中得到恢复和改进。

淋巴系统能收集、筛检全身毒素，运送到淋巴结，再通过血液经由某一排毒器官排到体外。而弹跳可以刺激淋巴系统排毒，松弛紧张的情绪，降低胆固醇，改善循环和呼吸，甚至驱除人体致命的蜂窝组织炎。除了这个优点，跳绳的好处还有如下几点：

（1）运动范围较小，无须租用场地。

（2）只需一条绳、一身轻便衣服及一双合适的运动鞋。

（3）运动量随意，跳绳节拍快慢皆可，不同体能人士都适宜参与。

（4）参与人数不限，可单独一人及大家共同参与。

（5）手、足、脑并用，能够加强身体四肢的灵敏程度。

（6）有助增强肌肉耐力和心肺功能。

（7）运动量遍及全身，使体态较易均匀发展。

（8）加速人体新陈代谢，强化血管功能。

最佳运动时间

饭前：肥胖者应在饭前跳绳，因为饭前运动可以降低食欲。

清晨：跳绳是很奇妙的运动，清晨起床，睡眼惺忪，若跳一会儿绳，就能使头脑清醒，精力充沛。

睡前：睡前跳绳可代替安眠药，帮助你很快进入梦乡。

（1）跳绳时的着装

在跳绳时宜穿旧的、宽松的衣服，最好在腰间加一条带子，使衣服不会因为跳动而滑上滑下。

（2）跳绳时间的长短

通常是一星期跳5次，每次30分钟。但并非是绝对的，这要视个人的体力以及需求量来决定。

刚开始学跳绳时，一次跳5分钟也许就气喘吁吁了，那样的话，就不必强迫自己必须跳30分钟。动作熟练后，运动30分钟，还会觉得意犹未尽，那时可适当延长时间。

（3）正确跳绳须知

①应穿质地柔软、重量轻的运动鞋，避免脚踝受到伤害。

②注意空间是否充足，以免伤到别人。

③场地要平坦及干爽。

④不应使用损坏的绳。

⑤跳绳前要有充分的热身运动，活动一下手臂、膝盖以及趾关节。

⑥注意定时补充水分。

⑦跳绳时需放松肌内和关节，脚尖和脚跟需用力协调，防止扭伤。

⑧患病期间，不宜做跳绳运动。

若感到疲倦，不要做剧烈运动，否则只会使肌肉或关节受伤。若在运动时感到痛楚或不舒服，应立即停下休息。

（4）正确的跳绳方法

两手分别握住绳两端的把手，一般情况下是以一脚踩住绳子中间。两臂屈肘将小臂抬平，绳子被拉直即为适合的长度。

跳绳时要用前脚掌起跳和落地，切记不要用全脚或脚跟落地，以免脑部受到震动。在跳绳过程中，呼吸要自然有节奏。

向前摇时，大臂靠近身体两侧，肘稍外展，上臂近似水平，用手腕发力做外展内旋运动，使两手在体侧做画圆动作。每摇动一次，绳子从地面经身后回旋一周，绳子转动的速度和手摇绳的速度成正比。

初学者刚开始不要跳得太快，而且要特别注意小腿肌肉的伸展状况。原则上每跳100～200下就可以稍事休息。若要达到预期的功效，每分钟最少要跳100次，理想心跳速度约为150次/分钟。

当你越来越熟练，技术和体力都越来越好后，运动的功效就会倍增。若你能每分钟跳到140下，只要跳6分钟，运动效果就相当于慢跑半小时，而且跳绳后再去慢跑，也会发现自己的肺活量越来越大。

剧烈的跳绳运动后不要立刻停止，应继续以较慢的速度跳绳或步行一段时间，让血液循环恢复正常后，才可以停下来。之后要记住做一些伸展、缓和的动作，才算是真正结束运动。

巧搭配巧排毒

苦瓜或苦菜与猪肝：猪肝性温味苦，能补肝、养血、明目。每100克猪肝含维生素A高达2.6毫克，非一般食品所能及。维生素A能抑制癌细胞的增长，并能将已向癌细胞分化的细胞恢复正常。而苦瓜中含有一种活性蛋白质，能有效地促使体内免疫细胞将癌细胞杀灭，从而起到抗癌作用。两者合理搭配，功力相辅，荤素搭配适当，经常食用有利于防治癌症。

苦菜性寒味苦，具有清热解毒、凉血的功效；猪肝则具有补肝明目、补气养血的功效。苦菜与猪肝同食，可为人体提供丰富的营养成分，具有清热解毒、补肝明目的功效。

西红柿与黄瓜、豆腐或鸡蛋：西红柿中维生素含量全面且丰富，每人每天只要吃2～3个，就可满足一天的维生素需要，故西红柿具有“维生素压缩饼干”的美誉。西红柿还含有苹果酸、柠檬酸等有机酸成分，因而与具有生津止渴、解毒利尿作用的黄瓜同吃，功效增强。

除了含量丰富的维生素和有机酸之外，西红柿中还含各种矿物质，其中以钙、磷、锌、铁为多，还有锰、铜、碘等重要微量元素。西红柿与含微量矿物质元素更为丰富的豆腐相搭配，能满足人体对各种微量元素的最大需要。而豆腐具有益气和中、生津润燥、清热解毒的功效。两者配食，其温补脾胃、生津止渴、益气和中的功效还会增强。

西红柿中还蕴藏着丰富的维生素C、糖类、芦丁等成分，具有抗坏血病、润肤、保护血管、降压、助消化、利尿等作用：鸡蛋中含有丰富的蛋白质、脂肪、多种维生素等成分，具有滋阴润燥、养血等功效。二者同食，能为人体提供丰富的营养成分，具有一定的健美和抗衰老的作用。

菠菜与鸡血：菠菜营养齐全，其蛋白质、糖类、维生素及铁元素等含量丰富。鸡血也含多种营养成分，并可净化血液，清除污染物而保护肝脏。

两种物质同吃，既养肝又护肝，对患有慢性肝病者尤为适宜。

猪腰与木耳：猪腰有补肾、利尿作用。木耳有益气润肺、养血美容的作用。它们对久病体弱、肾虚腰背痛有很好的辅助治疗作用。

黄瓜与木耳：生黄瓜有抑制体内糖转化为脂肪的作用，能帮助女性减肥。木耳也具有滋补强壮、和血的作用，可以平衡营养。

豆腐与海带：海带含有人体所需的碘，可治疗因碘缺乏而引起的病症。它还有降压、防治动脉硬化、通便、促进有害物质排泄、减肥等作用。豆腐中富含人体需要的多种营养成分，有清热解毒、补中生津作用。

荸荠与香菇或黑木耳：荸荠性寒味甘，具有清热、化痰、消脂等功效；香菇能补气益胃、滋补强身，具有降血压、降血脂的功效。二者同食，具有调理脾胃、清热生津的作用。常食能补气强身、益胃助食。

黑木耳能补中益气、降压、抗癌，配以清热生津、化痰、消脂的荸荠烹调，具有清热化痰、滋阴生津的功效。

菜花与猪肉或玉米：菜花又名花菜，质地细嫩，味道鲜美，食后易消化，被视为菜中珍品。菜花含有极为丰富的维生素C，含量是西红柿的8倍。从食物药性来看，菜花性凉味甘，具有补肾填精、健脑壮骨的作用，配以滋阴润燥、补中益气的猪肉，具有强身壮体、滋阴润燥的功效。

菜花与补中健胃、除湿利尿的玉米搭配，具有健脾益胃、补虚、助消化的作用。因其含丰富的维生素C、维生素E，还具有润肤、延缓衰老的作用。

丝瓜与鸡蛋或虾米：丝瓜性平味甘，可清暑凉血、解热毒、润肤美容。丝瓜中含有蛋白质、淀粉、钙、磷、铁、胡萝卜素、维生素C等，营养丰富。鸡蛋有润肺利咽、清热解毒、滋阴润燥、养血通乳的功效。两者搭配常食能使人肌肤润泽健美。

虾米具有补肾壮阳、通乳、排毒的功效，与可止咳平喘、清热解毒、凉血止血的丝瓜搭配，具有滋肺阴、补肾的功效，常吃对人体健康极为有利。

绿豆与南瓜：南瓜有补中益气的功效，并且富含维生素，是一种高纤维食品，能降低糖尿病患者的血糖。绿豆有清热解毒、生津止渴的作用，与南瓜同煮有很好的排毒保健作用。

鸡肉与红豆：红豆含有丰富的蛋白质、脂肪、糖类、胡萝卜素、维生素等，有补肾滋阴、补血、明目的功效，有活血、利尿、祛风解毒、润肤等作用。鸡肉营养丰富，有温中益气、填精补肾等作用。

南瓜与大枣、赤小豆或牛肉：南瓜含有多种矿物质和维生素，与具有补中益气功效、有“维生素丸”称誉的大枣搭配，有补中益气的功效，糖尿病患者食用也可起到预防和治疗的作用。

南瓜被公认为上好的保健食品，其肉厚色黄，味甜而浓厚，含有丰富的糖类、维生素A和维生素C等。南瓜是低热量的特效食品，常食有润肤、防止皮肤粗糙和减肥的作用。赤小豆也有利尿、消肿、减肥的作用。两者搭配，有一定的健美、润肤作用，对感冒、胃痛、咽喉痛、百日咳及癌症也有一定疗效。

从食物的药性来看，南瓜性温味甘，能补中益气、消炎止痛、解毒杀虫。牛肉性平味甘，归脾、胃经，具有补脾胃、益气血、止消渴、强筋骨的功效。南瓜与牛肉搭配食用，其补脾益气、解毒止痛的疗效更佳。

藕与鳝鱼或猪肉：俗话说，“精亏吃黏，气亏吃根。”黏、根食品指的是鳝鱼、泥鳅、贝类和山药、莲藕等。

补精最好是鳝鱼，鳝鱼所含的黏液主要是由黏蛋白与多糖类组合而成，能促进蛋白质的吸收和合成，而且还能增强人体新陈代谢和生殖器官功能。藕所含的黏液也主要由黏蛋白组成，还含有卵磷脂、维生素C、维生素B_{12}等，能降低胆固醇、防止动脉硬化。两者搭配食用，具有滋养身体的显著功效。

此外，藕含有大量的食物纤维，属碱性食物，而鳝鱼属酸性食物，两者合食，有助于维持人体酸碱平衡，是强肾壮阳的食疗良方。

从食物的药性来看，藕性寒味甘，具有健脾、开胃、益血、生肌、止泻的功效，配以滋阴润燥、补中益气的猪肉，可为人体提供丰富的营养成分，具有滋阴血、健脾胃的功效。

香菜与黄豆或猪大肠：香菜含有丰富的维生素C和胡萝卜素，具有发汗、祛风解毒的功效；黄豆则含有丰富的植物蛋白质，具有健脾、宽中的功效。二者搭配煮汤，具有健脾宽中、祛风解毒的功效。常食可以增强免疫力、防病抗病、强身壮体。

从食物的药性来看，香菜性温味辛，具有发汗、消食、下气、通便的功效。猪大肠可润肠治燥、调血解毒。香菜与猪大肠搭配，具有补虚、止肠血的功效，有利于人体健康。

洋葱与猪肝、猪肉或鸡蛋：从食物的药性来看，洋葱性平味甘，具有解毒化痰、清热利尿的功效，含有蔬菜中极少见的前列腺素，能降低血压。

洋葱配以补肝明目、补益血气的猪肝，可为人体提供丰富的蛋白质、维生素A等多种营养物质，具有补虚亏损的功效。

在日常膳食中，人们经常把洋葱与猪肉一起烹调，这是因为洋葱具有防止动脉硬化和使血栓溶解的功效，同时洋葱含有的活性成分能和猪肉中的蛋白质相结合，产生令人愉悦的气味。洋葱和猪肉配食，是理想的酸碱食物搭配，可为人体提供丰富的营养成分，具有滋阴润燥的功效。

洋葱不仅甜润嫩滑，而且含有维生素B_1、维生素B_2、维生素C和钙、铁、磷以及植物纤维等营养成分，特别是洋葱还含有“芦丁”成分，能维持毛细血管的正常功能，具有强化血管的作用。

如洋葱与鸡蛋搭配，不仅可为人体提供丰富的营养成分，洋葱中的有效活性成分还能降低鸡蛋中胆固醇对人体心血管的负面作用。

萝卜与羊肉或牛肉：萝卜含有丰富的维生素C、芥子油、胆碱、木质素、氧化酶等多种成分，能降低体内胆固醇，减少高血压和冠心病的发生，具有防癌作用，且能消食顺气、化痰治喘、利尿和补虚。

羊肉性温味甘，能助元阳、补精血，是良好的滋补强壮食物。萝卜辅以羊肉，有较好的益智健脑作用，具有助阳、补精、消食、顺气的功效。

萝卜性凉，味辛、甘，能健脾补虚、行气消食，配以补脾胃、益气血、强筋骨的牛肉，可为人体提供丰富的蛋白质、维生素C等营养成分，具有补五脏、益气血的功效。

毒素——美丽容颜的杀手

随着生活节奏的加快，以家庭生活为中心的女性，开始将生活中的大量时间投入职场。超快的生活节奏、家庭的烦恼、工作的压力将现代女性重重包围。加之女性自身特殊的生理结构，使现代女性的健康问题开始不断升级。

随着年龄的增长，女性在25岁之后，由于机体代谢功能减退，若不能及时将体内垃圾排除，体内极易产生或积存大量的毒素，导致机体发生病变，容颜受损。当体内毒素累积过量时，便会引起便秘、皮肤粗糙、暗淡以及色斑等症状。

1．简易的家用排毒方法

很多女性都会面临皮肤色斑的烦恼。其实，皮肤斑点的产生是由于气血津液瘀滞不通，郁积在上半身所致。血液之所以阻滞，主要原因在于肝、脾、肾的虚弱，无法有效排除体内毒素。肝脾受阻，气滞血瘀，表现为面部色斑，这也是身体中毒的特征之一。

2. 绿茶排毒养颜

绿茶中含有丰富的维生素E和维生素C，能显著减少活性氧的产生，加速细胞的新陈代谢，减少因紫外线及污染而产生的游离基，防止毒素侵袭肌肤细胞并有效杀菌排毒，使肌肤美白柔嫩。每天坚持喝两杯绿茶饮品，或者直接嚼服绿茶，都可达到排毒美颜的功效。

在炎热的夏天，可以利用茶叶来消炎、防菌、祛暑、滋润等，不仅可从深层清洁肌肤，而且还可以舒缓身心疲劳。

3. 食盐蜂蜜排毒法

食盐具有消炎杀菌的功效。它的排毒功效非常独特。对于油性肌肤中毒者，可用一小勺盐与蜂蜜调匀后，涂在脸上轻轻按摩5分钟，然后用清水洗净。食盐具有深层清洁皮肤毛孔的作用，蜂蜜水则能及时补充肌肤营养，每天早晚各一次，有助于清除皮肤毒素。

4. 红糖排毒

据调查分析，红糖中含有的特殊成分“糖蜜”，具有超强的“解毒”功效；其所含胡萝卜素、维生素B_2、烟酸、氨基酸、葡萄糖等成分，对细胞具有强效抗氧化以及保护作用，能使皮下细胞排毒后迅速生长，避免出现色素反弹。因此，不妨试用红糖排毒。直接食用是一种方法；或者将红糖、木瓜泥和橄榄油制成面膜，用来敷于面部或按摩肌肤，效果显著。

5. 眼部排毒按摩法

由上眉骨处开始，用手指指腹以按摩的方式由内至外地绕着眼圈周围弹动，然后，在太阳穴上轻轻按压。以中指指腹轻轻地由内而外顺着眼窝轻滑至下眼头，重复3次，并在第3圈时滑至太阳穴，按压15秒后移至眉头下方处完成动作，这样可促进眼部的血液循环，加速眼部的排毒。

6. 面部淋巴排毒按摩法

以锁骨、脸部与耳际交界处为重点，先从鼻翼两侧缓而深地按摩，一直到耳际。然后，再由额头沿着脸庞侧边慢慢到锁骨。以相同的手势由鼻翼上达太阳穴，再由下巴往面颊处画圈，最后以手掌包覆整个下巴，来回滑动至耳根处，轻压结束。

值得庆幸的是，人体每天都会自动地排出一些体内毒素，天生就具有自身排毒行为，如出汗、排尿和排便等。人的身体可以通过呼吸、排汗及排泄等方法自我更新。新陈代谢的不断更新，保证了我们的身体健康。

7. 呵护皮肤注意事项

肌肤细胞经常受到种种有毒物质的侵袭，妨碍细胞对氧气和所需养分的吸收，令细胞活力降低，以致丧失原有的活力，从而使皮肤失去光泽，并逐渐失去弹性，呈现疲惫衰老的状态。“肌肤排毒”的目的就是促进细胞新陈代谢，活化细胞。

可以说，追求美丽容颜、摆脱疾病是每个女性所向往的理想状态，这样不仅可以为身体创造一个洁净而正常的内环境，还可以使身体摆脱毒素的困扰，让自己每天都活得轻松快乐。

8. 呵护皮肤要有度

平时护肤要适度。洗得过勤，做面膜过勤，去角质过勤，皮肤反而易被毁损。医生建议：护肤要遵守“221原则”，即每天洗脸2次，每周做保湿面膜2次，每月做清洁面膜1次。

9. 不宜经常去角质

女性护肤最常见的坏习惯就是频繁去角质。角质过厚，容易导致皮肤黯淡无光，不利于保养品吸收；角质层过薄，容易导致过敏，对阳光毫无抵抗力。由于每个人的身体素质不同，所以，每个人的角质层厚薄情况也不同。一般情况下，偏油性的皮肤，角质层比较厚；偏干性的皮肤，角质层比较薄；敏感性皮肤，角质层最薄。所以，敏感性皮肤的女性，切记不要经常去角质。

此外，专家建议在使用护肤品时，应该成套使用，如果换用也应是成套换，这样一来，如果使用时出现身体不适，可方便诊断原因。另外，这样还可以使护肤效果最佳。

过重的压力将直接影响到女性的精神状态、饮食及睡眠质量。当这些都被打乱以后，正常的身体循环、代谢及细胞的重生、养分的运输也将变得错乱不堪，使毒素不能被正常排除。女性月经周期的激素变化会直接影响到肠道运输功能，孕激素的分泌可抑制肠蠕动，从而降低肠刺激性，导致便秘。

莫让“毒”从口入

夏季是人易患肠胃病的高峰期，也是食物中毒的高发季节。炎热的夏季，许多人的肠胃都会变得特别贪凉，一天中常以啤酒、凉菜做主食。在夏季吃西瓜、冰棍时，应当谨慎。因为，随着气温的升高，食物中的大量细菌生长繁殖速度加快，而在夏季，由于温度的升高，人的体温也会随之上升，但防疫功能却在逐步降低，病菌易感性增强，因此极易发生食物中毒事件。

许多女性都有这样的购物习惯，每次去超市购物时，喜欢一次性购买大量的熟食、酸奶，将其放入冰箱。夏天，开封后的熟食、酸奶里极易产生李斯特氏菌、沙门氏菌等细菌，人食用后会因肠道黏膜受感染而致病。

在海鲜类食品中，鱼、虾、海蜇的带菌率最高。因此，在食用时，首先要将其清洗干净；其次，最好不要生吃，如果一定要生吃，最好在作料中加入适量的食醋，这样可以抑制细菌肆虐。

冰箱不是“保险箱”，熟食、酸奶易生菌

在夏季，熟肉要随买随吃，已经切开的，最好当天吃完；没有切开的，存放在冰箱里，也需在较短时间内吃完。如果一次没吃完，下次吃要进行加热，最好上锅蒸10分钟以上。有人喜欢将肉放在微波炉里稍微转几圈就吃，这样是很危险的。夏季，如果熟肉在室温下放置12小时以上，在保鲜室内放置48小时以上，就不要再食用了。用连续加热的方法来保鲜是个好办法。即便如此，时间间隔也不宜超过24小时，连续保存不宜超过72小时。由于细菌所产生的毒素是可以不断积累的，而且一旦食物发生变质，即使加热也无法消灭病菌。因为，发酸的食物即便加热以后杀死了病菌，但细菌在食品中繁殖时产生的毒素不会因为食品的加热而降低毒性，仍然能引起食物中毒。

易产生沙门氏菌属的食物为肉类及内脏，尤其是病死畜肉，以及禽肉、蛋类、水产品等。对于这类食品应尽量从货源可靠的正规商场购买。另外，有些人有用生鸡蛋调制沙拉酱的习惯，这种现象应该尽量避免。如果一定要用，应该尽量去超市买注明绿色食品的鸡蛋，用多少调多少，不可保存，即便是在冰箱的保鲜室里。

细菌性食物中毒引发的原因

细菌性食物中毒是食用被细菌或其毒素污染的食品而导致的。其发病人数和事件在各类食物中毒中均占据第一位。而每年4～10月发生的细菌性食物中毒占70%以上。其中，肉类食物中毒的病死率较高。

食物中毒的症状因类型而异

由活菌引起的感染型细菌性食物中毒多伴有发热和腹泻等现象。如：沙门氏菌食物中毒时，体温可达38～40℃；同时，还伴有恶心、呕吐、腹痛、无力、全身酸痛、头晕等症状。

副溶血性弧菌引起的食物中毒

副溶血性弧菌引起的食物中毒起病急，潜伏期为2～40小时，主要症状表现为呕吐、腹泻、腹痛，粪便呈细肉水样。副溶血性弧菌主要来源于海产品。

预防鲜黄花菜中毒

很多人都喜欢吃黄花菜，黄花菜不仅好种、好吃，而且也好看。因此，大多数人都喜欢种植黄花菜。盛夏是黄花菜收获的季节，可是鲜黄花菜中含有秋水仙碱，是有毒的。鲜黄花菜中毒后发作迅速，食用0.5～4小时后，患者便会出现恶心、头晕、呕吐、腹痛、腹泻、头痛、口渴等症状。所以，建议最好食用干黄花菜。鲜黄花菜时应先用开水烫过之后，再进行烹调。

预防四季豆中毒

四季豆中含有血细胞凝集素和抗胰蛋白酶，这种有毒物质只有在高温下才能分解。食用四季豆中毒的症状主要有恶心、头晕、呕吐、腹痛、腹泻、头痛、胸闷、出冷汗、心慌等，一般不发热。所以，在烹制四季豆时，要多煮一会儿，尝一尝，如果没有生豆味时，毒素才会完全被破坏。同样，黄豆也具有和四季豆同样的物质。

煮豆浆切记要煮透

大豆中含有一些抗营养因子，如胰蛋白酶抑制因子、脂肪氧化酶和植物红细胞凝集素。喝生豆浆或未煮开的豆浆后会引起中毒，数分钟至1小时内，可能会出现恶心、呕吐、腹痛、腹胀和腹泻等胃肠症状。这些抗营养因子极不稳定，通过加热即可消除。

勿误食毒蘑菇

由于夏季多雨，许多喜欢外出郊游的人经常会在树林、草地上发现蘑菇的影子，但是一定要谨慎尝鲜，否则，将危及生命安全。一旦误食有毒蘑菇，1～2小时后患者就会出现神经兴奋，6～12小时后会出现肠胃炎症状。之后，还会出现溶血现象，血红蛋白尿可导致急性肾功能衰竭。据专家介绍，这种中毒的致死率相当高，所以，一定要加以防范，一旦发病，应及时治疗。

此外，引起食物中毒的原因还有一部分是蔬菜农药残留、细菌性食物感染，所以，在烧菜前，一定要将食材清洗干净。肉类食品要煮熟、煮透；熟食加工后不要存放太长时间，回锅时，也应将食物煮熟、煮透。

专家建议，如发现食物中毒应尽快就医。食物中毒来势凶猛，严重时可能造成致命的危险。如果距离医院较远，或因其他原因不能及时就医，应马上采取自救措施。对于没有呕吐、腹泻症状的患者要设法实施催吐。催吐之后应立刻补充水分及纠正电解质紊乱。如果患者腹痛较重，可用一点解痉挛药物加以缓解。

切记勿乱用抗生素，除非确定患者有并发症出现。

烹调排毒餐之“六忌”

1. 煮粥时忌加碱

有些人喜欢在煮粥时加碱，因为这样做出来的粥又烂又黏，口感很好。但此法却使米中的营养素，尤其是维生素大大流失掉了。

米糠、糙米中维生素的含量很大，它们易溶于水，在空气和酸性环境中较稳定，而在中性和碱性环境中遇热则容易被破坏，尤其是维生素B_1。维生素B_1又称硫胺素，可治脚气病，能增加肠胃蠕动及胰液和胃液的分泌，增进食欲、帮助消化、促进代谢。因此，煮粥时最好不要加碱。

2. 烹调蔬菜时忌盖锅盖

饭店专业人员做蔬菜菜肴时，没有盖锅的习惯。但是在家庭中，不少人买了炒锅，因没有带锅盖，会再去专门配锅盖。认为做菜时盖上锅盖熟得快，省时又省火，其实这种做法是错误的。

蔬菜烹制要求一般是口感脆嫩、断生即可。敞开锅烹制，便于观测颜色变化，以使菜肴符合质感。若加盖，则火候不易掌握，加热时间过短则生，过长则烂，很难把握其脆嫩又断生的质量要求。

蔬菜中大都含有有机酸，蔬菜的品种不同，含有机酸的种类也不一样，常见的有机酸种类有草酸、乙酸、氨基酸等。其中有些对人体有益，有些则对人体有害，烹调时必须将有害的有机酸去除。有机酸能夺走叶绿素中的镁元素，生成脱镁叶绿素，这样蔬菜的颜色就由绿色变成了褐色，失去了新鲜蔬菜的鲜绿色泽。还有的与矿物质发生化学反应，生成的化合物会对人体不利。所以在烹调时应采取一些措施，尽量去除有害的有机酸。

在烹制蔬菜时敞开锅盖就是去除有害的有机酸的一种强有力措施，并适时进行翻锅。原因是有机酸加热分解后具有挥发性，敞开锅盖并常常进行翻锅，能使有机酸及时挥发出去，这样既除去了对人体不利的合成物质，又可避免脱镁叶绿素的生成，可谓一举两得。

3．忌食烂白菜

贮存不当，白菜会因受冻而腐烂，人们常常把烂掉的部分剔去后再食用，这是万万不可的。

白菜中富含无机盐，当白菜腐烂时，大量细菌的生长繁殖将白菜中的硝酸盐变成了有毒的亚硝酸盐。食用后，亚硝酸盐可使血液中的低铁血红蛋白变为高铁血红蛋白，而低铁血红蛋白是人体内运输氧的载体，这样使血液的输氧能力降低了，供给人体细胞的氧气少了，直接影响机体的生理活动，更有甚者可使机体严重缺氧，危及生命。哪怕是外部腐烂、内心完好的白菜也会发生此变化，只是变质的程度小罢了。

4．菠菜忌直接烹调食用

菠菜色绿，汁多、根红，富含维生素C和矿物质类营养成分，但因含有较多的草酸，口感上表现出涩味。草酸为有机酸，它能够与人体中的钙直接作用，形成草酸钙沉淀，影响人体对钙的吸收。时间长了，形成的草酸钙沉淀会越来越多，若超过人体的排泄能力，将形成胃肠结石病，危害人体健康。

草酸对人体不利，必须在烹调前进行大量去除。应先将菠菜洗净，再将其放入沸水锅中烫片刻，然后立即捞入凉水中降温，此过程可去掉菜中80％以上的草酸。这样处理后再烹调食用，就不再有涩味，对人体也颇有利。

5．鸡蛋忌与糖加热混吃

鸡蛋中含有丰富的蛋白质，蛋白质是由氨基酸所构成的。氨基酸与糖中的果糖在加热的条件下易发生反应，生成另一种果糖氨基酸。果糖氨基酸被人体吸入后，有凝血作用，轻者危害人体健康，严重者可致人死命，所以应禁止食用糖煮的鸡蛋。

另外，刚刚吃过糖类物质，最好不要再吃热的鸡蛋类物质，给胃一段排空的时间，免得使两种高营养物质化合生成对人体有毒的物质。

6．吃饭时忌吸烟

有些人习惯在吃饭、饮酒过程中停下来抽支烟，然后再继续吃喝，还有些人干脆边吃边喝边抽烟。值得警惕的是，这种吃喝与抽烟两不误的做法是非常有害的。

一边吃饭一边抽烟，烟里的有害物质会黏附在口腔和咽喉部，随食物一同进入胃肠内，对人体造成直接危害。

此外，吸烟还能引起味觉失常，抑制消化腺分泌和降低消化道黏膜的抵抗力，时间久了，势必影响人的消化功能，甚至引起胃肠疾患。饮酒与抽烟同时进行，对健康的危害远远超过了平时单纯吸烟造成的危害。因为酒精能溶解香烟中的有毒物质，包括致癌物质，并可直接被肝脏吸收。因此，吃饭时不要吸烟，有此习惯者应加以改正。

排毒不畅，损毁容颜

人体每天所接触到的来自外界的有毒物质约有37种，而人体内产生的代谢废物约达22种。毒素的“内外夹攻”，加上不规律的饮食习惯、排便不畅等因素，都会严重影响女性的身体健康。

据了解，女性平均每天需要喝2升以上的水，吃1.2千克食物，这些水和食物中的营养成分被人体吸收后，剩余的食物残渣、防腐剂、农药残余、药物分解物、尼古丁、酒精、细菌，加上大量的代谢物残留在体内，便会形成“体内垃圾”，即我们常说的“体内毒素”。

排毒不畅对人体的影响

排毒对人体大有益处，排毒不畅，则会对人体造成严重危害，不仅会损毁容颜，还会使体内毒素无法得以排除。

排毒不畅，容易损毁容颜

肌肤白皙、润滑是每个年轻女性所向往与追求的目标。但是，在平时，女性往往只会注重外表美丽，却忽视了体内环保。各种毒素在细菌作用下产生大量有害物质，当体内毒素排出受阻时，这些毒素便会随着血液循环危及全身，转而通过皮肤向外渗溢，使皮肤变得粗糙无弹性，同时，还会使皮肤上出现一些痤疮、雀斑、黑斑、唇疮、皮疹等中毒症状，破坏肌肤健康，影响容颜美丽。

排毒不畅，影响女性形象美

人体内的毒素是人体新陈代谢中出现的残余物质，但人体自身本来就具备一套动态的、立体的、完善的排毒系统，能将体内毒素排出。由于环境污染，农作物残余农药的增加，再加上饮食不洁净、暴饮暴食、嗜烟酗酒等不良习惯，导致体内排毒功能失调，造成排毒不畅。排毒不畅，不仅会损毁容颜，而且还会引发肥胖等症状。

可是，在提到排毒时，许多女性往往会选择通过服用保健药品来将体内毒素排出。由于大多数保健品中都含有大量的大黄、番泻叶、果导等成分，女性长期服用这类补品会导致腹痛，引发月经紊乱、体内电解质紊乱、酸碱失衡等现象。久而久之，会引起顽固性便秘，甚至诱发肠癌，所以，一定要学会主动排毒。

炎症、肿瘤、衰老、血液病，以及心、肝、肺、皮肤等各方面疑难疾病的发生机理与体内毒素产生过多或清除毒素能力下降有着密切的关系。炎症和药物中毒与毒素产生过多有关，而动脉粥样硬化和心肌缺血再灌注损伤与毒素产生过多和清除毒素能力下降两者都有着密切关系。毒素是人类健康最隐蔽的敌人，更是女性衰老的催化剂。

排毒妙法恢复红润肌肤

中医对“毒”的认识源远流长。2000多年前成书的《黄帝内经》中就多次提到“毒”。不过当时的毒主要指药物毒性、虫兽之毒和引起传染病的“疫毒”。其后中医所谓的毒，大半是热毒，即“火热炽盛谓之毒”。尤以情绪不畅、肝气郁结、日久化火或嗜食辛辣厚味，积少成多、火毒内生为最常见的原因。所以有热毒、胎毒、火毒，之后扩大为湿毒、血毒、邪毒、痰毒等。

总体来看，中医所谓人体的毒，其实质是人体不能排泄掉的、多余的且对人体有害的物质。在几千年的医学发展过程中，中医积累了丰富的排毒保健经验，值得继承和发扬。

中医排毒，不光是排出毒素，也可以理解为是化解疾病。具体方法是：

汗法：“汗”顾名思义就是使用“发汗”的方法将人体新陈代谢的终产物通过汗液排出体外。出汗少了，体内的毒素越聚越多，严重影响了健康。运动是发汗的主要方式，运动流汗，可以促进新陈代谢，加快血液循环，将体内的毒素排出体外。也有通过药物来发汗，中医常以麻黄、桂枝发汗治疗一些热证，如高热无汗患者通过出汗来退热。

吐法：就是呕吐。有时胃里有炎症无法泄下的时候只能靠呕吐排毒。

如果误食了药物或者霉变、有毒食品，可以把食盐放入温开水中饮用帮助呕吐。

“病从口入，祸从口出”，人们吃了不洁食物或者误服有毒物，常常通过手法或者药物催吐来吐出体内有害的东西，减少毒素的吸收，是一种快捷有效、常用的方法。

下法：胃肠道里有一些食物或毒素可用下法排出，包括急性肠炎，都可以用下法以泄治泄。

“下”是指通过消化系统与泌尿系统排泄人体代谢终产物的方法，是人体排毒的主要方式。正常人每天都要有至少1次的大便，以及不少于500毫升的尿液，才能将一天的代谢终产物排出。

补法：当一个人气血虚弱，出现手脚麻木或者身体本身虚弱、消瘦、乏力，就得用补法，比如服用参汤。但是很多补法不能乱用，要看身体的虚实。凡是补药大都是温热的，乱服补药的结果是失去阴阳平衡、导致新的疾病。现代中医认为，有目的地多吃一些具有解毒、排毒功能的食物，是排除体内毒素的一种有效方法。如绿豆可解酒毒；蜂蜜生食性凉能清热，熟食性温可补中气，味道甜柔且具润肠、解毒、止痛等功能；果菜汁（鲜水果汁和鲜蔬菜汁）进入人体可使血液呈碱性，从而将积聚在细胞中的毒素溶解，然后排出体外。

和法：感冒的时候，疾病在半表半里，出现口苦、咽干、目眩等寒热症状此时适宜用和法，代表方剂是小柴胡汤。

温法：主要用于脾胃虚寒。用暖水袋或者饮用热水等物理方法，或者服一些可以暖胃的药物来进行治疗的方法。

清法：就是清热解毒，病人出现高热不退、口干舌燥、咽喉肿痛、身体疼痛时，用清法，代表方剂是黄连解毒汤。

消法：人吃东西多了，胃里消化不了或者身体出现水肿，就得用消导制剂，比如山楂丸，帮助消化食物。

刺法：我国民间至今还流传着先针刺、再放血的排毒方法。这种排毒法取效迅速，操作方便，简单易行，适应证很多，尤其是对于在条件简陋的地方发生的危急病症，如毒蛇咬伤等情况显效颇速。

为了健美皮肤，不少人热衷于各种健美食品、药品及化妆品，但却忽略了皮肤健美最根本的一条——通。

通血脉。中医认为，有气滞血瘀的人，往往会有肌肤粗糙、紫癜、黑斑、面色晦暗等现象，应当以活血祛瘀为基本治法；根据证型偏颇的不同，分别配以清热解毒、祛风止痒、祛湿化痰、补血益气等药物。当然，并不能否定滋补营养在美容方面的价值。但在今天人们营养状态日臻丰富的情况下，活血美容显得更为重要了。

通毛窍。皮肤表层的细胞日久会变得灰暗并剥脱，这些已完成使命的衰老细胞反过来成为新生细胞健康生长的障碍。它们阻塞皮脂腺、毛孔，使皮肤出现斑点或变得黝黑，呈现凹凸不平。如果使用剥脱法将这些衰老的细胞清除掉，使毛孔通畅，皮肤自然会焕发出青春活力。常洗澡、勤洗衣、化纤衣物不贴身穿，也属通毛窍的范畴。

通大便。中医很早就指出：经常大便难解的人，皮肤也易早衰。《千金要方》中记述“便难之人，其面多晦”。民间有不少人喜吞服少量大黄粉，以延年益寿。现代研究证明，大黄有很好的抗衰老及泻下通便作用，所以能起到健美皮肤及抗衰老作用。

排毒，让肌肤记住你的每一点努力

肌肤中毒的最明显状况往往是粗糙、干燥，这使许多人误认为只要加强保湿，就可缓解皮肤“中毒”状况，实则不然。打个比方，中毒的肌肤就像一个脏水池，如果不先过滤就注入清水，展现出来的仍是黯淡不透明的肤质，因此，肌肤排毒也是美白护肤的重中之重。

“排毒”一直是护肤领域中的热门话题，然而，皮肤到底何“毒”之有，不少人始终对此语焉不详。事实上，“毒素”是一个笼统的说法，一切不利于皮肤与机体健康的物质都可以统称为“毒”，比如导致皮肤生成过多黑色素，引起色斑、黯沉等问题的一切因素，都应该被视为皮肤应该排除的“毒”。

一般来讲，皮肤毒素主要有四种：

（1）表毒：由劣质化妆品、恶劣环境等外界因素造成，使皮肤晦暗，诱发面疮或皮肤松弛。

（2）重金属中毒：由使用含重金属成分的化妆品或常与重金属接触而引起，中毒后会令皮肤青灰，出现“花纹”脸，甚至长出大面积黑斑。

（3）杂毒：由饮食摄入，常积存于人体五脏六腑，破坏内分泌平衡，引发暗疮、色素沉积等问题。

（4）紫外线中毒：由阳光中紫外线伤害皮肤所致，引起皮肤细胞中营养物质变性，排毒功能丧失，黑色素代谢失调。令皮肤发黄变黑，产生色斑、光敏性皮炎等问题。

那么，如何排毒呢？别着急，让美容小能手来给你支几招。

深呼吸，全世界有最清新氧气

皮肤是人体最大的排毒器官，皮肤上的汗腺和皮脂腺，能够通过出汗等方式排除其他器官无法解决的毒素。肺脏则通过呼吸排除各种废气。合理的运动能加快人体新陈代谢，促进皮肤和肺脏排毒。

每天清晨起床后，到小区附近公园里到处走走，此时公园里的空气最新鲜，很适宜做深呼吸。首先放松整个身体，用指尖轻轻触及腹部；接着用鼻子缓缓吸气，指尖可以感觉到腹部鼓起，直到整个腹部充满气体；让气体在腹部停留4秒钟，再用嘴慢慢呼气。这样的深呼吸可以有效地清除肺部毒素。做完深呼吸，再沿着水池小径快走或慢跑几圈（也可以选择其他自己喜欢的运动，只要是有氧运动就行），直到身体微微出汗，回去歇一小会儿，喝杯温热的水，再舒舒服服地洗个澡，吃个丰盛的早餐，然后悠悠然上班去。当然，这一系列“享受”要有一个必要的前提：早睡早起。否则，上班都要急急忙忙，哪还有工夫进行晨练呢？

素食是身体的“清道夫”

食物对身体的重要性毋庸置疑，但很多人也许不知道许多食物也有排毒作用。下面就给各位女性朋友列举一二。

富含膳食纤维的食物：膳食纤维有可溶性膳食纤维和不溶性膳食纤维两种。可溶性膳食纤维主要存在于燕麦、大麦、豆类，以及苹果、香蕉、葡萄、杏等果胶含量较高的水果中。这类纤维可以像海绵一样，吸附肠道内代谢废物和随食物进入体内的有毒物质，并及时排出体外，缩短有毒物质在肠道内的滞留时间，减少毒素吸收。不溶性膳食纤维主要存在于玉米、糙米、红薯等粗粮，以及韭菜、芹菜、菠菜、萝卜叶、竹笋等蔬菜中。这类纤维像一把刷子，可以扫掉黏藏在肠壁上的毒素和有害菌，使大肠内壁保持光滑，有利于食物残渣快速、通畅地排出体外。

利尿果蔬：主要有西瓜、甜瓜、冬瓜、黄瓜、菜瓜、大白菜、生菜、莴笋等，这些新鲜水果和蔬菜不但利尿去燥，还都是碱性食物，可以中和代谢废物产生的酸性体液。另外，多喝清热解毒的绿豆汤，同样有利于排尿、解毒。

菌类：黑木耳、香菇、银耳、草菇、蘑菇等菌类都有清洁血液、解毒、增强免疫功能的作用，能有效清除体内代谢废物，并可降血压、降胆固醇、防止血管硬化。

绿茶：夏天的时候，不妨每天坚持至少喝两杯绿茶，或者直接嚼绿茶叶。绿茶中含有维生素E和维生素C，维生素C除了有卓越的美白功能，同时也是给细胞排毒的高手，可加速细胞的新陈代谢，减少自由基的产生，防止毒素侵袭肌肤细胞；维生素E可以防止肌肤衰老。

洁肤，给毒素最直接的排出通道

肌肤排毒最基本的方法就是让毛孔通畅。被油脂、污垢阻塞的毛孔无法顺畅排出毒素，所以，每天做好彻底清洁是最最基本的一条。如果这一条做不到，再多的方法都没用。每周进行一次蒸汽浴或桑拿能加快新陈代谢，排毒养颜。在桑拿浴前喝一杯水可加速排毒，浴后喝一杯水可以补充水分，并且帮助排出剩下的毒素。另外，在桑拿前后做一些简单的有氧运动也可加速血液循环和身体代谢，让排毒效果加倍。

记得一位皮肤专家曾说过：“尊重皮肤，皮肤才会给你更好的回报，真正好的护肤方式值得你付出更多的耐心和关注。”皮肤会记得你的每一点努力。只要你真心对它，它就会给你超值回报。

农药残留损害健康

据报载，全世界的发展中国家，每年的农药中毒事件高达37万起，至少有1万人因此死亡。农药的残留普遍存在于五谷杂粮、蔬菜、水果等植物性食物中，若家禽、家畜被喂养有农药残留的食物，这些动物体内也会不断地累积农药的残留，我们再吃进这些有问题的鸡鸭牛猪肉，一样会遭受农药的毒害。下面推荐七种去除农药的方法。

1. 冲洗法

如圆白菜、大白菜等，要先剥除外层菜叶2～3片，再一片片地剥下来，用大量清水冲洗一次，然后用海绵刷刷除菜叶上的虫卵或污秽，再用清水冲洗第二遍。

2. 清洁剂刷洗法

使用天然安全的清洁剂，如茶籽粉（茶籽粉是用天然茶籽磨成粉。用茶籽粉泡成的水来清洗蔬菜水果，甚至是油腻的餐具，都有很强的去污、除油腻效果，而且天然）、海水提炼的清洁剂、牙膏或天然橘精清洁剂等。采用软毛刷蘸清洁剂，仔细刷洗蔬果表面，再用大量清水冲洗干净。

此法适用于连皮吃的蔬果，如苦瓜、青椒、小黄瓜、莲雾、杨桃、番石榴、樱桃、茄子、莲藕等。

3. 削皮法

胡萝卜、马铃薯、菠萝、芋头、猕猴桃等均要削皮才能吃，但削皮之前，一定要先用大量清水冲洗干净，用软毛刷刷除表面污秽，洗后还要用纸巾将表面的水分拭干，削皮时才不会让污秽或脏水污染到可食部分。

4. 切除法

如小白菜、青江菜等，喷洒农药时，农药往往会顺着其叶柄汇集在柄基处，所以要先将柄基处切除，再一片片清洗菜叶。像青椒的果蒂处明显凹陷，喷洒的农药便往往蓄积于此，形成一个农药“小池塘”，所以清洗前应先将果蒂凹陷处切除，再仔细清洗其他部分。

5. 高温烹煮法

农药属于有机化合物，高温会造成其分解，所以烹煮越久，农药也会分解越多。而且烹煮时，锅盖要掀开，才能让残留的农药分解、蒸发，随着水蒸气往上飞散掉。农药也可能会溶到汤里，所以菜汤应该倒掉不要喝；但若是采购有机蔬菜，确定无农药污染时，所剩的菜汤便可以放心喝，何况菜汤富含营养，倒掉实在可惜，所以鼓励大家尽量吃有机蔬菜。

6. 储藏法

有些果菜不易腐烂，可先买回存放数天，但不要放入冰箱，植物体中原本含有的天然酵素，会将残留的农药逐步分解掉。适用储藏法的果菜包括瓠瓜、南瓜、洋葱、芋头、胡萝卜、白萝卜、西红柿、马铃薯、圆白菜、山药、甘薯、菠萝等。

7. 杀菁法

有些蔬菜适合以杀菁法处理，如芦笋、竹笋、玉米等。将这些蔬菜洗净后，放入90℃以上的热水中，加热1分钟左右，再迅速用冷水冲洗，可让残留的农药随着热气蒸发掉，农药也会遇热分解，溶入热水中。

定期去角质

在日常护肤中，去角质是女性美容护肤的必修课，老化角质堆积在皮肤表层，使肌肤显得粗糙黯淡、无光泽；同时，还会影响水分的补给和护肤品的营养成分的吸收。去除粗糙角质，可使皮肤显出细嫩光滑的质感，细胞再生更加顺畅。

角质层位于皮肤的最外层。它具有保护肌肤、锁住水分的功能。原本该自然代谢的角质，会因皮肤老化、清洁不净、日晒、出油、作息不规律、天气变化等原因，使新陈代谢无法正常运行。适当地去角质，除了可以感受肌肤平滑的触感，还可以使护肤品易被肌肤吸收，进而维持皮肤的新陈代谢，从而使肌肤得以改善。

对于女性来说，不同类型的皮肤，去角质的次数及时间也会有所不同。对于干性皮肤，新陈代谢比较缓慢。一般情况下，一个月去一次角质。对于油性皮肤，由于肤色晦暗、发黄，角质层较厚，去角质可以较为频繁一些。一般情况下，可以选择一周去一次角质。对于混合性肌肤，T字区油腻而面颊干燥的油性肌肤，可以采取分区去角质的方法。油腻部位可选择一周一次，干燥部位可选择2～3周去一次角质。对于问题性肌肤，常有青春痘困扰，并不需要特别去角质，只需用祛痘产品疏通毛孔、抗菌消炎即可。对于敏感性肌肤，由于肌肤的自身抵抗力比较差，角质层薄，所以，敏感性肌肤的人不建议去角质。

去角质的注意事项

一般情况下，女性在肌肤粗糙的时候，都会想到使用去角质的产品来去除肌肤表面堆积的老化角质污垢，使肌肤变得细腻、光滑。此外，去角质还可以促进保养品的渗透吸收。不过，应注意的是去角质的次数不宜过多。

（1）每周做一次去角质，把堆积在肌肤表面的角质去除掉，这样才有利于肌肤对护肤品的吸收。

（2）对于黑头，每个星期用一次鼻贴，可以预防青春痘。使用后，可以使用爽肤水拍一拍，这样可以起到收缩毛孔的作用。

（3）不要用太多去油的产品，没有油分，肌肤无法吸收保养品。最好选用保湿的产品。

（4）洗脸不宜过勤。

（5）注意饮食，多喝水，禁止熬夜。

另外，每周做一次深层清洁面膜，一到两周做一次去角质，可利于对护肤品的吸收。如果你的深层清洁面膜是撕拉的，就没有必要再做去角质。但是长期使用撕拉面膜对皮肤不好。保湿面膜可以一周敷两到三次，特别需要时，也可以连敷几天，用来改善皮肤状态。

根据年龄适当地去角质，28岁以上的女性，建议每个月去角质1～2次。年龄偏小的，建议每2个月去角质一次。使用去角质霜后应立即使用面膜，这样，吸收效果比较好。

一般情况下，皮肤的新陈代谢为28天。随着年龄的增长，40岁左右的女人皮肤新陈代谢约为45天，一个月去一次角质即可，去多了会令皮肤角质层变薄，容易出现血丝。

天然去角质的方法

1．食盐去角质

手足：将精盐加入护手霜中，一般情况下，一星期揉搓按摩一次手部或者足部即可。

身体：把精盐加入沐浴乳中，用于全身去角质。或者加入适量的薄荷油之类的按摩油，这时，盐巴的外层就会被油包裹着，这样一来，不仅可以增加皮肤顺滑度，还不容易被水溶解。

面部：洗面部时，应保持面部处于湿润状态，取少量的精盐在脸部按摩（眼睑四周避免使用），30秒后用清水冲洗脸部，这样一来，便会使皮肤变得更加光滑细腻。

2. 细砂糖去角质

取4大匙细砂糖，加入半匙柠檬汁、2大匙橄榄油或者蜂蜜、5滴香精油，根据自己的喜好选择，搅拌均匀即可。

3. 橘子皮去角质

将橘子皮最外层的色素层削去，剩下的部分放在阳光下晒干，或是在微波炉中以低火力干燥5分钟。干燥后，切碎放入搅拌器碾成碎末，可用清水、化妆水或优酪乳调和，成为去角质霜。

4. 核桃，加入蜂蜜和适量面粉

将两个核桃碾碎后，加入蜂蜜，也可以加入适量的面粉，也可以发挥想象力，加点其他的，如柠檬汁、橄榄油等。调均匀后敷在脸上，10～20分钟后，用清水或温水冲洗干净即可。可使皮肤细滑。一周一次即可。

5. 酸奶加盐

喝完酸奶后，在边壁残留着酸奶的盒中，加入一小匙盐，与酸奶稍微搅拌之后，将其均匀地涂在脸部。一般情况下，10～15分钟后，冲洗干净即可。

6. 燕麦酸奶面膜

材料：取一些燕麦或是燕麦片，加入适量草莓酸奶。

（1）先将燕麦或是燕麦片磨成细粉。

（2）再取一匙燕麦粉加入适量的草莓酸奶，搅拌均匀后即可。

燕麦酸奶面膜可以一星期做一次，只要轻轻进行面部按摩即可。利用燕麦颗粒粗粗的触感，可为皮肤上的角质层做一次深度清洁。

第七章

运动，让女人释放持久活力

——运动让你和衰老说再见

俗话说：“生命在于运动。”研究表明，运动可调动体内抗氧化酶的积极性，增强机体新陈代谢，从而减少氧自由基，起到抗衰老、延年益寿的功效。

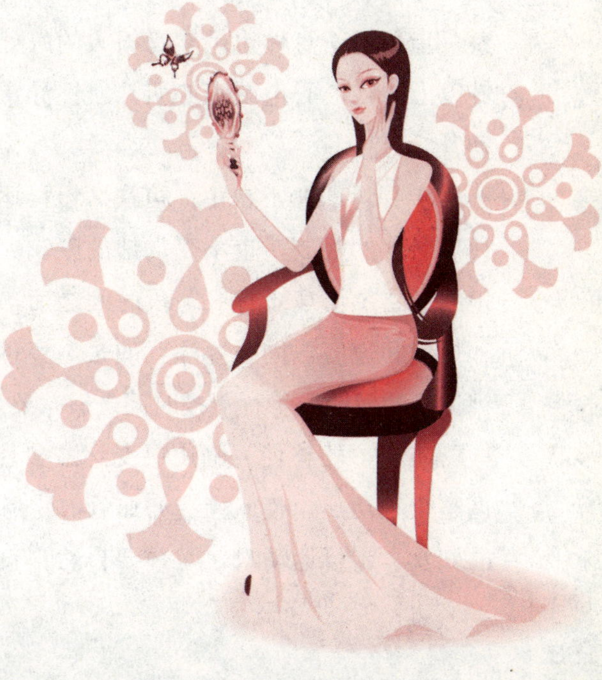

运动，让你青春永驻

传统观念把衰老过程认为是导致人体死亡的主因，其实，这个观点是不全面的。虽然说多种生理功能是随年龄而下降的，但是，缺乏体力活动同样会引起多种功能降低作用，从而加速人体衰老的过程。无论是从分子、细胞还是组织和器官系统的任何一个水平上，都会由于缺乏运动而导致功能水平降低；但是，这种状况也可以因为运动而缓解，甚至逆转。

延缓衰老的运动

1. 步行

专家认为，步行是所有运动中最好的健身方法。从生理学的角度观察，步行对于身体也确实有很大的好处。调查显示，每天坚持步行20分钟以上的人，心电图上心肌缺血性异常的发生率，要比日常生活中少活动者低1/3。

步行运动非常自由，可快可慢，运动量也很容易调节，不受年龄与体质条件的限制，也不受场地的限制。对于健身者来说，最初可以在平坦的道路上慢速步行；一段时间之后，可以选择从坡地向上走，逐渐增加梯级和速度。同时要注意的是，步行运动虽然用力不大，但也不可忽视休息的问题，步行一段时间之后，要适当休息一会儿。

步行，能够使大脑皮层受到温和且有节奏的刺激，可以消除疲劳，调整全身功能，使肌肉、心血管、内脏功能有所改善，尤其适合更年期的妇女。步行运动时，身体要自然正直，抬头挺胸，两眼平视，呼吸自如，双臂自然摆动；另外，最好选择空气较好的环境进行此项运动。

2. 慢跑

慢跑有活动广泛、节奏性强的特点。另外，它还具有消除疾病、延缓衰老速度等优点，是一项健身效果比较全面的运动。

延缓腿衰老的锻炼方法

随着年龄的不断增加，肌肉也在不断地变粗、变得有力，到20～30岁将会达到最高峰。之后，随着年龄的增加，肌肉会逐渐地变细，力量也会慢慢减弱。其中，随着年龄的增加而明显衰弱的是背肌、腰肌和下肢肌，这也是人进入老年时会出现驼背、步态不稳、容易跌倒的原因之一。常言道“人老腿先衰”，是有一定科学根据的。

首先，由于下肢肌比上肢肌的体积大得多，要维持肌肉力量就需要相当大的运动量，然而现代人则习惯以车代步，日常生活中很少步行、运动，这些习惯的弊端到老年时期就会完全暴露出来；其次，下肢比上肢距离心脏远，由于重力的作用，下肢血液回心脏较上肢困难，随着年龄的增加，血管壁的弹性减小，容易发生血液循环不良，造成下肢疲劳的现象；再次，下肢感觉向大脑的传递及大脑向下肢发出的运动指令的传达，其准确性和速度都会随着年龄的增加而下降。那么，怎样锻炼才能达到“人老腿不老”的目的呢？

1. 按摩腿部

用双手紧抱一侧大腿，从大腿向下稍用力按摩，一直到足踝，然后再从踝部按摩至大腿根；用同样的方法按摩另一条腿。双腿交替重复此动作10～20遍。这样可以使腿部关节更灵活。腿肌与步行能力增强，对于预防腿部静脉曲张、肌肉萎缩、水肿等有很好的作用。

2. 轻揉腿肚

用两手掌夹住小腿肚，旋转揉动，每侧揉动5～10分钟。长期坚持，可以起到疏通血脉、增强腿肌能力的作用。

3. 甩小腿

一手扶着一个支撑点，使脚尖向前、向上翘起，然后向后甩动，以甩80～100次为宜。长期坚持此动作，对于下肢萎缩、软弱无力、麻木、小腿抽筋等症有很好的预防作用。

4．扭动膝盖

两足平行并拢，屈膝微微下蹲，双手放在膝盖上；顺时针、逆时针各揉动数十次。长期坚持此动作能疏通血脉，对于治疗下肢无力、膝关节疼痛有很好的疗效。

5．扳足趾

保持端坐姿势，两腿伸直，低头，身体向前弯；用双手扳足趾20～30次，此动作具有练腰腿、增脚力的功能。

6．搓脚

把两手掌搓热；然后，用热手掌搓脚心，左右各100次。此动作具有降虚火、疏肝明目的功效，对于高血压、失眠、耳鸣等症有很好的防治作用。

7．暖足

所谓“暖足”，即保持双足温度。可以采用热水泡脚的方法，每晚都坚持，可以使全身血脉流通、消除疲劳。

8．骑自行车

骑自行车是延缓腿衰老的一个非常好的运动方式。由于自行车运动的特殊要求，上肢和躯干多为静力性的工作，下肢多为动力性的工作，长期运动可以提高下肢肌肉的力量和耐力。运动中由于血液的重新分配，下肢的血液供给量较多，心率的变化也依据踏蹬动作的速度和地势的起伏而不同。如此反复练习，使心肌收缩力增强、血管壁的弹性增加，非常有益于下肢的血液循环。

除此之外，自行车运动对于人体来说还有很多好处，如果坚持不懈的话，不仅可以延缓双腿的衰老，同时，还可以让你的身体更强壮，生命更长久。

常用舌头做操可以延缓衰老

经常活动舌头，有益于缓解高血压、脑梗死、哮喘、近视、老花眼、耳鸣、咽喉炎、肩周炎、失眠、便秘等症，并且还有预防老年痴呆症的功能。下面就来介绍一下这套神奇的“舌头操”。“舌头操”的具体操作步骤如下：

第一步：早起洗脸后，对着镜子，将舌头不停地伸出、缩进，各做10次；然后，将舌头伸出唇外，向左右方向各摆动5～10次。

第二步：保持端正的姿势坐在椅子上。双手十指张开，放在膝盖上，上半身稍微前倾。首先，由鼻孔吸气，接着将嘴巴大大地张开，舌头伸出并且呼气，同时睁大双眼，平视前方。连续重复此动作3～5次。

第三步：张开嘴巴，舌头伸出并缩进，同时用右手食指、中指与无名指的指尖，在左下边至咽喉处，上下搓擦25～30次；接着在舌头伸出与缩进时，用左手食指、中指与无名指的指尖，在右下边至咽喉处，同上述步骤一样，搓擦25～30次即可。

第四步：对着镜子，嘴巴张开，舌头轻轻地伸出，停留2～3秒钟，重复此动作5～10次；然后头部上仰，下巴伸展，嘴巴大大地张开，伸出舌头，停留2～3秒钟，重复此动作5～10次即可。

运动之所以能够增强人体的免疫功能，延缓衰老，主要原因在于：运动可以促使身体的新陈代谢更加旺盛，从而避免体内衰老细胞的恶变；运动能促使心肌收缩有力，使体内血液循环加快，并使血液中能吞噬细菌、病毒和癌细胞的白细胞明显增多，而且能更及时、迅速地赶赴“出事”的脏器，清除“外患”；运动时身体所产生的内源性致热质，能够促使体内的T淋巴细胞增多，而T淋巴细胞分泌的抗体和毒素，能够非常有效地消除侵入体内的细菌与毒素。

脸部美容操，让皱纹远离你

在每天的皮肤美容中，脸部运动是必不可少的。它是运用手掌或手指的韵律，来刺激皮肤的组织、肌肉、神经系统三个部分，以达到促进血液和淋巴循环的目的。当血液循环变得顺畅的时候，氧气和营养成分就会及时地被运送到各部分组织中去，从而提高新陈代谢的速度。

脸部活肤运动与按摩

经常对皮肤进行按摩，最终可以达到三种目的：

（1）皮肤变得光滑而湿润。

（2）可以提高肌肉的收缩弹性，丰富脸部的表情。

（3）刺激神经系统，调节全身的功能。

以下介绍的6种动作简单的脸部运动，十分易学。练习者只要多练习几次，就会掌握其中的要领。每天只需花上10分钟的时间按摩，就可以有效防止皱纹的出现。

1．弹打按摩

用手指尖以最快的速度，拍弹脸部的肌肤，这样不仅有利于消除肌肉疲劳，还能够有效地促进新陈代谢。

2．压力按摩

用指尖或手掌轻轻地挤压，从而达到刺激肌肉神经系统的目的。这种运动不仅可以促进皮肤的分泌功能，加速血液循环，而且还可以防止皱纹的出现。

3. 画圆按摩

用指尖做小的画圆动作，这样不仅可使皮肤及肌肉受到适当的刺激，同时也有利于提高神经反应的灵敏性。

4. 拍打按摩

在按摩时，指尖不要太用力，而是用拍打的方式对肌肤进行适当的刺激。操作时，要注意施力的大小，要时强时弱交替变化。这种在皮肤上施加压力的方法，可以活化皮肤下层的肌肉和神经系统。

5. 滑动按摩

可以根据肌肉表情的顺序，以指尖滑动按摩面部。这个动作须比摩擦要轻柔一些。用手指轻轻地抚摸皮肤，可消除皮肤角质，使肌肉更富有弹性。

6. 摩擦按摩

用两只手掌摩擦的力量，来促进血液的循环，这样有利于舒展皮肤组织，舒缓肌肉组织的疲劳。

现代脸部运动方法

下面，向大家介绍一些现代脸部运动的方法。只要每天早晚各做一次，一个星期就可以体现出效果。

1. 下巴操

（1）首先合上嘴巴，然后尽量地向左侧移动下巴。

（2）同样地往右侧移动下巴。左右各一次为一组，共做10组。

2. 咬牙操

（1）将嘴巴往横向慢慢张开到最大后停10秒钟。

（2）闭上嘴巴用力咬紧臼齿后，持续10秒钟。以上动作重复10次。此方法可以消除颈部的皱纹和双下巴。

3. 舌操

（1）一面用指尖压住下巴，一面舌头的尖端用力，尽量地伸出舌头。

（2）将舌头往左下移动，此时嘴巴的肌肉若变硬就可以了。

（3）开始往右方旋转。旋转一圈为一组动作，这样重复10次。

此方法可以使下巴与颈部的线条更加完美。

4. 面部活动操

其实，在日常生活中做几个鬼脸，也能达到运动的效果，只不过有些过于激烈的动作反而会导致皱纹的产生。如果按摩的手法不当，就会适得其反。下面向你介绍一些面部活动操，你就可以时刻让脸上的皮肤舒展一下。

（1）首先，将下巴和牙齿自然咬合，然后有节奏地连续用力发英文字母P、V”的读音，从而使下巴的皮肤得到运动。

（2）闭上嘴唇，然后使劲吹气，把嘴的四周鼓起来（面颊不要鼓起），然后放松还原。重复10次。

（3）下巴伸向前方，然后向左右两边重复移动。

（4）让鼻子变成抿嘴笑的形状，然后放松，再重新变成抿嘴笑的形状，反复几次，可使鼻子两侧的皮肤得到运动。

（5）用力睁眼抬眉，然后放松，均匀地重复，使眼睛周围的皮肤得到充分的运动。

生命在于运动。对于皮肤来讲，如果缺少运动，皮肤就容易衰老，缺乏弹性。每个女人都希望自己有一张年轻、富有弹性且不松弛的脸庞，但是，因为有地球引力存在，所以，肌肤就不可避免会随着年龄增长出现下垂的现象。因此，除了要补充皮肤所需的营养成分之外，在日常生活中还必须注意缩紧脸部线条。

扩胸运动，轻轻松松挺起来

拥有一对健康完美的乳房是每一个女人的梦想，但乳房也需要女人加倍地呵护，经常按摩乳房和做扩胸运动，就会使乳房日渐丰满、健康起来。

丰胸运动按摩法

1. 两阶段式塑胸按摩法

（1）由胸骨向胸部下方往两侧延伸，连续按压3次；再由胸骨向胸部上方往两侧延伸，顺着胸部周围连续按压3次。

（2）以两手由胸骨上方向颈部延伸，连续提拉4次；再分别以双手拉抬胸部的方式向颈部连续按摩4次，左右各4次。

2. 丰胸运动法

（1）手掌相对，轻轻摆在胸部的两侧，吸一口气。开始缓缓吐气，配合双手动作，将胸部肌肉向中央积压集中。感觉胸部被压到极限时，放松手掌，再慢慢吸气，做20次。

（2）前臂伸直，撑在桌面上，将身体的重心放低，身体慢慢向后仰，持续6分钟。放松下来，背部稍稍弓起，松弛刚刚绷紧的肌肉，重复5次。

理想乳房的保养原则

如果乳房过大或过于平坦，可采用以下方法：

（1）直推乳房。用左手掌面在右侧乳房上的锁骨下方用力，均匀柔和地向下直推至乳房根部，再向上沿原路线推回15～30次后，换右手按摩左乳房。

（2）侧推乳房。左手掌根和掌面置于胸正中，横向推按右侧乳房直至腋下，返回时用五指指面将乳房组织回带，反复推20～50次后，换右手推左乳房。

（3）托推乳房。右手托扶左侧乳房的底部，左手放右乳上部与右手相对，两手向乳头推摩15～30次。若乳头下陷，可在按摩的同时用手指将乳头向外牵拉数次。依此法坚持连续按摩3个月，效果较明显。

三种扩胸运动让你昂首挺胸

1．做扩胸运动或是利用举哑铃来训练胸肌

直接将双手向外侧或是向上高举，都有助于胸肌的伸展和强化，在日常生活中可以多做两手向外伸直的扩胸运动。

也可以利用哑铃来训练胸肌。根据自己的力道选择合适的重量，将两手臂伸直，在胸前交叉又伸开，来回反复。每天坚持做15次，有助于增强乳房组织。

2．游泳

游泳是一项很好的四肢平衡运动，此运动不但可以借着水中划动手臂来充分扩胸，并且水的浮力冲击对胸部来说也是最好的按摩。

3．伏地挺身

虽然这个动作对很多女性来说都有难度，因为实在是相当累人，但是它已经被公认为是最有效的健胸运动。只要每天坚持做，不但能健胸，而且还能缩小腹部，对于想要有苗条身材的女性来说，是一种十分有效的方法。

对于长期伏案在电脑前的工作者，时间久了就会感觉腰酸背疼，这是由于肌肉过于紧张、负责向后拉动肩部的肌肉力量太弱造成的。保持良好体态，就要多做胸部运动，以保持良好的体形和迷人的身段。仰卧扩胸和俯卧抬臂两个动作能有效矫正体态，还可以丰胸。

粗腰变细腰的运动操

女人的腰，是除了臀部和胸部以外的第三种性感符号，是以无声的线条来表示意义的，线条和色彩是人类在有声语言之外最具有表现能力的无声言语。

美丽纤腰，哪个女人不爱？春夏来临，你的纤腰是否依然处于冬眠状态？其实，运动就可帮你消除烦恼。每天坚持，相信不久你就能找回你的细腰了。

健美腰部

女人的腰如果太粗，形态看起来就会不美，而且很难买到合适的衣服，让人备感烦恼。不妨试试下面列举的方法。

（1）仰卧，两腿伸直，双手置于体侧。

（2）双膝并拢屈成90°，脚掌平放在床上，双手自然举起，放于头部两侧。

（3）深吸气，直到扩张到肋部。

（4）呼气的同时上身慢慢抬起，顺序分别是：先举双手，然后依次是头、肩、胸、腰部，呼气，紧收腰部，直到背部完全挺直。

（5）深吸气，慢慢躺平，重复（1）至（4）的动作。

每天5分钟，做纤体细腰运动

1．使腰变细的毛巾操

（1）身体坐正，双腿向前方伸直，臀部肌肉收紧。

（2）双手各持毛巾的一端，两臂向前伸直。肩膀不能太用力，手臂不能弯曲。

（3）在握毛巾时，保持手臂伸直的姿势，左右进行转动，臀部也要同时迅速扭动。运动到稍微出汗为止，最少15次。运动时，脸朝向正前方，手臂要伸直。

2．矫正脊椎及瘦身的伸展操

（1）准备长20厘米左右的毛巾一条，浴巾两条。

（2）将毛巾卷成小圆筒状。将两条浴巾重叠，沿长的一边对折，然后再将其卷成筒状。

（3）平躺，在颈部和腰部下面分别放上卷好的浴巾和毛巾，放松10～20分钟。对腰部的毛巾进行上下移动，效果会更好。

3．消除小腹多余脂肪的运动

（1）平躺在床上，臀部紧缩，两脚分开，与腰同宽。

（2）两脚尖向内侧靠拢，将双手枕在脑后面。

（3）一边吐气，一边双腿向上抬至离床面7厘米高。双手支撑着头部往上抬，伸展到颈部。在得到充分的伸展之后，吸气，憋住，直到坚持不住为止，恢复原来姿势。

重复做20次。

4．最有效的睡前运动瘦腰方法

不要小看睡前的几分钟，这时的肌肉是最为松弛的状态，运动起来身心也比较舒畅。充分利用这几分钟，伸展一下你的腰背和颈椎，不仅可以解除一天的疲惫感，而且对瘦腰和纤背也有很好的效果。

5．细腰3招，曲线S形收缩

做了太多的仰卧起坐，腹部依旧没有平坦起来，这的确让人懊恼。但是美丽的诱惑力太大了。下面介绍几种支撑蘸地式和坐立扭转式来锻炼你的腹部的方法。这种锻炼方法不仅可以缩小你的腰围，而且还可以强化你的背部肌肉，拉长你的脊椎，让你的身材看起来更加修长、优雅，即使是在冬日厚重外衣的包裹下，曲线依然那么迷人。

（1）侧支撑蘸地式。

身体右侧躺在地上，左脚放在右脚上与右脚交叉，左手放在脑后。右前臂与身体垂直，支撑住身体，胳膊肘正好在肩膀下方，抬起髋关节，这样你的双腿就离开地面了，注意前臂放在地上支撑住身体。

慢慢地把髋关节放低到离地面5～10厘米的地方，换另外一侧，然后重复做。

（2）坐立扭转式。

坐在地上，双腿放在身体的正前方，膝盖自然弯曲，双脚平放于地面。两手抓住哑铃的末端。双臂在与胸持平的地方向前伸直。

左腿自然抬起，同时保持手臂伸直，收缩腹部和斜方肌，身体转向左侧，把哑铃朝地面的方向下压，回到初始位置，然后转到右侧继续做，共做20次。

（3）斜方肌伸展运动。

坐在地上，双腿以你感觉舒服的姿势向左边弯曲，右脚放在左膝盖边上。左手扶住左胫骨，右臂伸过头顶。在你慢慢把身体向左侧伸展的时候，同时向右手看去。换另外一侧，重复做。

6. 三套运动，秀出你的“腰艳”身姿

第一套：

（1）身体平躺，两腿并拢并向上伸直。

（2）背和臀部也同时向上挺直，要注意身体须离开接触面。

（3）慢慢放落。

（4）重复以上的运动，次数根据自己的体能来定。

第二套：

（1）身体平躺，双手抱于脑后。

（2）身体伸直（可屈膝），运用腰腹部力量，使身体坐起再躺下。

（3）重复以上的运动，次数根据自己的体能来定。

第三套：

（1）身体平躺，运用身体腰腹部的力量让双腿向上举，同时上半身要向前方挺起，双臂平行伸直。

（2）试着让双臂和两腿互相碰触到。

（3）可根据自己的能力来决定运动次数。

以上三套动作分别单独进行或整合进行都可以，一天20分钟不偷懒，梦想中的纤细腰身就会出现。

腰部除了要细之外，更要有结实的肌肉，线条才会优美。而肌肉的结实就必须要靠运动来锻炼，因为日常生活中我们已经很少会用到腰部的肌肉，所以，必须靠外力的运动来锻炼，才会使腰部的线条更细、更美。

动一动，打造健美腿形

很多美眉一到夏季就为怎样有效地瘦身而伤脑筋，她们寻思着如何美化腿形以符合当今时代新的美腿标准，即膝盖无赘肉、脚踝纤细、小腿修长。读一读下面的黄金美腿法则，趁早行动，春光初现时你就有了“秀”腿的资本！

两大黄金美腿新法则

法则1：膝盖光光无赘肉

无论你采取什么样的方法来瘦腿，赶跑膝盖处赘肉是首要任务，让该处肌肤变得光滑紧实。如果你此处有多余的脂肪，双腿看起来就会又粗又短，所以一定要设法让这里紧实起来。喜欢穿短裙、短裤的美女们更应该努力一下，因着短裙或短裤，膝盖部位自然而然就成了人们注目的焦点。

有些人的膝盖处原本没有脂肪，但后来又有了，从而导致膝盖部位肥大，这主要是由于长期使腿处于不良姿态造成的。由于膝关节错位，导致脂肪堆积而形成视觉上的大骨节。如果及时地给予纠正，是可以得到改善的。

美腿招数：

伸展运动是让膝盖健美的最有效的方法之一。两臂自然下垂，左腿下蹲，背部保持挺直，右腿向后伸，直到与地面平行为止；或者在同一位置上，另一条腿向侧面伸直，直到与身体成直角，试着在每一条腿上做5组这样的运动。这种锻炼也可以在身体站立时进行，左腿站立并保持身体挺直，右腿向侧面伸直和向后伸直，使大腿尽量平直且与地面平行。伸腿运动也可侧身进行：在地板上身体平直地侧卧，一腿紧靠地板，另一条腿向上抬起，直到该腿与身体成45°，然后将上腿以45°支撑在桌子或椅子上，再抬起靠地板的腿，使其与上腿并拢。

法则2：脚踝纤细不粗大

拥有修长美腿的标准就是脚踝纤细，并且使其具有收紧感。无论是大腿和腿肚的部位如何细长，如果脚踝处没有突然紧收下去，腿部看起来就会让人觉得缺乏线条美；相反，即使大腿和腿肚是同样的粗细，只要脚踝处比较纤细，看起来就依然会具有线条美。

美腿招数：

在业余时间，多做一些能活动到脚踝的运动，以加速腿部体液循环和代谢，如瑜伽里的一些腿部柔韧动作就具有此功能，所以，有空去练练瑜伽，不失为美腿的好办法；此外，跳绳也能跳掉你的“大象腿”。

法则3：小腿修长如萝卜

如果你细心观察就会发现，如果小腿肚最粗处位置相对来说较高，腿就会显得修长纤细。所以，一个人的腿形是否好看，关键在于腿肚最粗部位位置的高低。如果这个位置高，就使膝盖下的小腿显得长；如果要使小腿变修长，就要想方设法提升腿肚的位置，即先让小腿变瘦，同时注意放松腿肚处肌肉，避免硬化。

美腿招数：

可以做一些形体训练，如芭蕾、普拉提等运动，不但有助于美化小腿线条，还有利于保持身材。如果能长期坚持，身心都会受益。

大腿瘦身操

1. 瘦整个大腿

身体保持立正的姿势站好，双手分别放在身体的两侧。膝盖自然弯曲，两手以碰触脚趾为止。此项动作不弯曲背部肌肉，只弯曲膝盖。再轻轻地回到原来的姿势。这个动作大约为5秒，刚开始做的时候，以10秒钟做2次为目标，适应以后可以加速。

2. 瘦大腿内侧

身体保持立正的姿势，将左脚向前迈一步，膝盖轻轻自然弯曲。两手叉在腰上。跳起的同时左右脚互换。在做此项运动时，背部要挺直。跳起来时两脚要互换，刚开始做的时候以10秒钟做10次为目标，习惯后再加快速度。

3. 瘦大腿内外两侧

身体保持立正的姿势。左脚伸直向右抬起，同时右手伸直向右抬起。此时，注意身体的平衡，腿部要使劲。轻轻回到原来的姿势，另外一侧同样做一遍。这个动作大约需持续3秒。在刚开始做的时候，以10秒钟做3次为宜，适应后可以加快速度。

跑步也是一种消耗热量的好方法，但对于腿部粗胖的人来说却不是最佳的选择。因为这些人会发现跑步很艰难也很不舒服，不容易坚持下去。而采用行走与跑步相结合的方法就好得多。当你不感到艰难时，可以适当增加跑步量而减少行走量。

散步和骑车，练出女人好身材

李莉是一位作家，一次写作过程中，有30位研究寿命、健康和营养学的专家接受了她的采访。他们把人长寿归功于几个主要因素：饮食和生活方式、紧密的社会和精神纽带、发达的保健体系，此外，可能还有一点遗传和锻炼原因。

骑车和散步是最好的方式，散步和骑自行车都是简单、每天都可以做的运动，而且也可以燃烧掉热量，是保持心脏健康、保持年轻的运动。这也是为什么研究者和医生异口同声推崇散步和自行车的原因。在日本有一个相关的研究，表明散步和骑自行车能降低患乳腺癌的风险，帮助睡眠。

用普通人的小运动量的活动是不能完全形容散步或骑自行车的，有一位致力于乳腺癌研究的医学博士曾经说过："散步和骑自行车几乎对任何人都有好处，对女性来说益处尤其明显。"

他同时还提出了经常散步和骑自行车的8种好处：

第一，有益身心健康。

很多的专家做过一项研究发现，如果坚持每天30分钟散步或骑自行车，患上代谢综合征的风险就低了，一些可能导致心脏病的危险因素的发展也得到了抑制，糖尿病和中风的风险也降低了。在日本，很多人如果不能每天专门拿出半个小时用来散步或骑自行车，他们经常会利用散步或者骑自行车的方式去上班，这样就降低了11%患心脏病的风险，对于女性来说，这点更为明显。

第二，降低患乳腺癌的风险。

在日本的有关杂志上说明，即使每周只是花费几小时的时间去散步或骑自行车，患上乳腺癌的风险也会得到显著降低。这是由于散步或骑自行车能降低体内脂肪的水平，而脂肪是雌性激素的来源之一。该项研究调查了74000名50～79岁绝经后的女性。对于正常体态的女性，散步可以降低30％患该病的风险，对于超重者也能降低10％～20％。研究者得出年轻女性同样可以通过散步或骑自行车得到好处的结论。

第三，帮助入睡。

日本的相关研究协会曾经说过：“下午时分一次轻快的散步或骑自行车可以让你晚上睡得更香。”专家认为散步或骑自行车可以增进快感激素的水平，该激素会让人有放松感。由于人们散步或骑自行车时体温升高，就会有降低体温的信号发送给大脑，而降低体温对促进睡眠有好处。

第四，减少各种各样的病痛和周身不适。

散步或骑自行车，可以让人们做到有意识地放松，让身体各部分互相协调，包括手臂的运动，散步或骑自行车的时候可以减少腿部承受的压力。这意味着疼痛的减少。人们可以通过散步或骑自行车来降低受伤的风险，身体也会更好。

第五，愉悦心情。

很多日本的研究员发现，消沉、忧虑的情绪可以通过散步或骑自行车缓和，压力也可以得到缓解，想让自己心情愉悦可以做一次30分钟的散步或骑自行车。日本的一项研究认为，每周5次、每次90分钟的散步能给心情带来极大的改观。还有一种说法，散步或骑自行车能促使身体产生内啡肽，让人心情更愉快。

第六，保持苗条身材。

日本的另一项研究认为，想要控制住自己的体重就要坚持每天散步或骑自行车30分钟。女性每周5次每次一小时的散步或骑自行车可以每天多消耗6300焦耳的热量，一年之中可以避免11.3千克的体重增加。散步或骑自行车是控制体重最简单的方法。

第七，保持青春。

日本专家发现，哪怕每周只进行45分钟的散步或骑自行车也能避免患病。经常散步还能防止老年人智力衰退。不论年轻还是年老，散步或骑自行车都能有效保持头脑的活跃。

第八，保护骨骼。

骨质疏松可以通过每周3次每次30分钟的散步或骑自行车得到有效防止。散步调动了全身95%的肌肉，得到更强壮的骨骼，可以承受更大的负荷。

有氧搏击操，韩国美女的流行运动

最早的时候是一名黑人搏击世界冠军创造了有氧搏击操，近几年一直在韩国非常流行。挥拳、出腿、呐喊、大汗淋漓，在韩国随处都可以见到有氧搏击操的身影，很多年轻人都非常青睐这种运动，其目的是减肥，而不是为了比赛。

拳击、空手道、跆拳道、功夫，甚至一些舞蹈动作混合在一起，这就是有氧搏击操的具体形式。在激烈的音乐中，进行一些拳击和跆拳道的基本拳法和腿法练习。每一个进行有氧搏击操的人都会随着音乐出拳、踢腿，都是刚劲有力的动作，尽情地发泄、尽情地出汗，全身多余的脂肪也在不知不觉中减掉了。

拳击及武术是有氧搏击操的基本动作，运动者必须仿效拳击选手，左右挥拳的身手和灵活的下肢移动都是需要保持的。在韩国，很多女性都会用有氧搏击操来进行运动，短短1小时内做出许多不断重复的拳击、踢腿等快速动作，但又不需要全身动作协调，比韵律操更容易上手，所以越来越多的人爱上了它。常进行有氧搏击操的闵孝琳认为，好玩而不伤害任何人的发泄法就是有氧搏击操，因为既不需要别人搏击，也不需要任何器材，身体面向镜子向空中挥拳就可以了，非常方便。

每一个做有氧搏击操的人都知道，它的运动量相当大，只要跳个15～20分钟，人就会累得满头大汗。有氧搏击操不只燃烧热量，帮助减肥，也可锻炼身体各个部位，达到健美健身的效果，同时，也可以让身心压力得到缓解，最适合生活在大都市里的人们了。

金泰妍是长时间久坐的白领，她的脂肪都堆积在腰腹部，不仅如此，由于时间过长侧腰、腹部、大腿、手臂、肩背都出现了脂肪，她经过朋友的介绍进行了有氧搏击操的运动。由于有氧搏击操瞬间爆发力强、肢体伸展幅度大，运动量比传统的健美操更大，所以在她进行有氧搏击操没多久的时候就发现自己身上的脂肪越来越少了，不仅如此，她还发现自己的腰腹可以保持平衡并发力。后来金泰妍就一直坚持进行有氧搏击操，一直保持非常好的身材。

到底一套完整的有氧搏击操可以消耗多少能量呢？韩国专家经过研究，有氧搏击操健身者在伸展拳脚时，要求速度和力度的完美结合。所以，会有大量的能量在一套有氧搏击操中消耗掉，比如一个体重60千克的人，在一个小时的有氧搏击操之后，会有2500焦耳的热量消耗掉。

多变是有氧搏击操的动作特点，包括直拳、勾拳、摆拳、正踢、侧踢、侧蹬等搏击动作，而且在做每个动作时要求迅猛、有爆发力。所以，每个人在锻炼的同时，得到提高的还有身体的弹性、柔韧性和反应速度等。

另外，腹肌收缩、大吼一声是有氧搏击操在出拳时的要求，这不但可锻炼到平时不易使用的腰腹肌，而且用力出拳、大吼大叫是缓解情绪的好方法，通过这种方法可宣泄情绪、减轻压力。在一个小时后，就会感到心情放松，很多进行过有氧搏击操的女性都认为有氧搏击操简单易学，只要每个星期做2～3次，一个月以后，身体就会有明显的变化，关节活动能力、肌耐力都加强了，身体不再僵硬；消耗了大量的热量，就达到了减体重的目的。

街舞，扮酷帅哥，更扮靓美女

街舞在这几年迅猛发展，喜欢街舞的青年男女越来越多。那么街舞到底有什么好处呢，让那么多人追捧？

第一，减肥必杀技。脂肪过剩就产生了肥胖，而脂肪过剩的原因主要是人体多余的热量没有充分散发。街舞的运动量是比较大的，可以把体内的热量充分发挥出来，保持健康而优美的身材。

第二，跳街舞使人集中注意力，培养浓厚的兴趣，练就优美的动作。

第三，街舞是一种中低强度的有氧运动，在一个小时的运动中，身心会得到充分的锻炼。适度的有氧运动对心脏极有好处；而心肌强劲的人也有较强的造血功能，会增强对大脑的控制力作用。简单地说，跳街舞的人控制自己身体的能力要比普通人强得多。

第四，街舞是一种小肌肉运动，身体肌肉的强化可以在经常练习之后得到促进，有更加出色的身材比例。

第五，街舞本是一种文化，长时间练习街舞的人会有领先大众的审美能力，不能只用“另类”来形容，也是人们对美的一种追求。

第六，跳街舞可以让社交能力大大加强，可以让性格更加活泼，成为人们关注的焦点。

很多韩国人都会在没事的时候跳街舞，街舞动作有普通街舞和技巧型街舞两大类。

技巧型街舞，要求舞者具有较高的力量、柔韧性和协调性，是有较高技巧性的，一般青少年比较喜欢跳。

普通街舞是人们最常接触的一种舞蹈，它的舞步幅度大而简单，但是复杂的舞感可以表现。因为容易学习，跳起来也相当好看，所以很受大众喜爱。所以大多数的韩国人还是会选择这种方式来锻炼自己的身体。

女性经常练的街舞，是一种由爵士发展而来的舞，专由女生跳的，柔美和瞬间爆发是比较明显的特点。以手臂的动作为主，腰的扭动和臀部的动作为辅。对身材有很高的要求，也可以锻炼出好身材。

韩国有很多女性都是通过跳街舞来塑造自己的身材的，尤其在明星中，比如BOA、李孝利、少女时代等等，她们出道很久，依然保持迷人的曲线，街舞就是大功臣。

街舞在韩国有越来越大的发展，有更大的身体的扭曲和变形强度，舞蹈中所谓的规律性也越来越少，表现出既对立又统一的融合。如今会街舞的人越来越多，街舞变成了人们生活中不可或缺的东西，人们利用它来瘦身和健身。

街舞还有很大的发展空间，可以结合更多的音乐元素，还有各种舞姿，变得更加自由和多样化，在健身瘦身的同时，还可以得到音乐的熏陶。

运动是女人生命力的根基

运动养生是传统养生学中的主要方式，古已有之，早在《吕氏春秋》中就提出了“流水不腐，户枢不蠹”的观点，首次以运动来论养生，指出人不运动就会生郁结，郁结在身体的各个部位都有可能产生疾病。因此要想祛病健身，就必须坚持运动，以便达到开塞通窍、使精气血脉畅流不息的养生目的。

明朝内府大御医龚廷贤在其书《寿世保元》中说："养生之道，不欲食后便卧及终日稳坐，皆能凝结气血，久则损寿。"运动可促进精气流通，气血畅达，增强抵御疾病的能力，提高生命力，故中医强调"唯以气血流通为贵"。适当运动不仅能锻炼肌肉、四肢等形体组织，还可增强脾胃的功能，促进食物消化吸收。脾胃健旺，气血生化之源充足，疏通经络，通利九窍，故能健康长寿。

武侠小说大师金庸老先生是一个运动养生的积极实践者。他虽不能像自己笔下的英雄好汉那样闪转腾挪、飞檐走壁，但"查大侠"有自己喜爱的运动。他每日到山顶绕圈疾步走45～50分钟；太阳过猛或下雨时，他便会留在家里踏健身单车30～45分钟。他强调运动是使生活变得轻松的好方法。

现代女性更要注意多做运动，因为运动的缺乏不仅会严重危害女人的身体健康，而且还会使女人过早地衰老。所以在这里警告那些天生就不爱动的女人：多运动，益健康；不运动，损健康。

但值得注意的是，运动养生也要有科学的态度，不能心血来潮时就骤然剧烈运动一番，这样反而对身体有害。

在西方的传说中有个叫米罗的人，他家的母牛生了一头小牛，他每天练习把小牛举起来，小牛不断长大，米罗的力气也不断增加，当小牛长成大牛时，米罗仍然能把它举起来。这就说明了运动要循序渐进的道理。

运动养生不是一朝一夕，要长期坚持。运动量的增加要自然而不勉强，运动的强度也要控制，感到适当的疲劳即可，应该张弛有度。苏轼说："善养身者，使之能逸而能劳。"运动会消耗身体的能量，恢复的过程实际也是运动的一部分，通过适当的休息和补充营养，能使机体重新恢复，建立起新的平衡，为下一轮的运动打好基础。

现代女性生活节奏快，工作繁忙，常听人抱怨没有时间去运动健身。这就需要花一些心思，巧妙地安排时间，寓运动于生活中，把运动和工作、生活结合起来，争取一切运动的机会。比如，工作累了的时候伸伸腰、踢踢腿、活动活动关节，平时多做些家务劳动等。做家务这种低强度运动对身体是很有好处的。研究发现，每周运动消耗8368焦热量的人，比不运动的人患心血管病的概率低50%，平均寿命延长4～5年，而每周的家务劳动足以消耗掉8368焦的热量。

另外，要灵活掌握运动时间。睡前活动身体的作用能在睡眠全过程中得到维持，尤其是做一些加深呼吸的运动，如活动膈肌或扩胸运动，此类运动能使人体整个系统充氧，处于较好充氧状态的人，不仅睡得香，而且消除白天疲劳的速度也会大大加快，只是注意不要太剧烈，以适度为宜。其实生活中有很多运动的机会，只要长期坚持，一旦形成了习惯，对健康长寿是大有益处的。

找到适合你自己的有氧运动

有氧运动是以有氧代谢为主要能量来源的运动，其代谢形式彻底，几乎不会生成对身体有害的物质。它的特点是持续时间长、强度较低、有节奏感，包括慢跑、游泳、骑自行车、步行（散步、快走）、做健身操、打球、爬山、打太极拳等。在健美训练中，划船器、跑步机、滑雪机、登山机等器械上的运动以及韵律健美操也都属于有氧运动。

有氧运动能提高机体的摄氧量，增进心肺功能，如果能长期坚持，不仅能够显著改善心肺功能，预防和控制“三高”，还能促进睡眠质量，改善心理状态。并且有氧运动还能减掉多余的脂肪，对减肥很有效。

有氧运动的种类繁多，都可以达到减肥的效果，但是并不一定所有的有氧运动都适合每一个人，女性只有根据自身的具体情况，找到适合自己又有条件进行的有氧运动，才能事半功倍。

跳绳

跳绳花样可简可繁，一学就会，跳绳10分钟与慢跑30分钟的效果相差无几，是一种耗时少又耗能大的有氧运动，适宜在气温较低的季节作为健身运动。

跳绳能在几分钟内提高心率和呼吸频率，对心脏功能有良好的促进作用。它可使血液获得更多的氧气，保持心血管系统的强壮和健康，强身健体，同时还能锻炼全身的协调性和灵敏度。更重要的是它能消除臀部和大腿上的多余脂肪，在短时间内减轻体重，结实全身肌肉，健美体形，减肥作用十分显著。特别适合下半身比较胖的女性。

疾走（负重走）

疾走30分钟能消耗883焦的热量，若在疾走时再套上一件负重马甲，就可以帮人体多燃烧掉10%的热量。这种负重是有益于健身者控制身体的姿势，效果要比手上举哑铃或在腿上绑沙袋好得多。但是要注意负重的重量不要超过体重的20%。

慢跑

户外跑步不仅可以锻炼身体，还可以呼吸新鲜空气。如果受外界环境限制，跑步机也是不错的选择，放开跑步机扶手能增加8%的氧利用率和5%的心率，如果选择一定坡度还可以显著提高减肥效果。

骑单车

骑单车能加强和提高心血管及肺部功能，一般连续骑行30分钟左右，可以达到减肥的效果，并能有效地锻炼人的心血管系统。

在健身房里的踏板车上健身时，可以间歇地让一条腿更用力蹬踏板，来加强运动的强度。开始时，可以先两腿一起以中等强度来蹬踏板4分钟，然后左腿高强度蹬踏板30秒之后，再换右腿蹬30秒。然后，两腿以中速蹬4分钟，这样每隔4分钟单腿用力蹬1分钟，累计20～30分钟。这种运动方式可以帮助人体多燃烧20%的热量，减肥效果十分显著。

游泳

游泳是一种很好的全身性运动，能够有效提高心肺功能，即便是在游泳池中快走，也对提高心率效果非常好，对身体瘦弱的人和老年人来说都是一项很好的运动。同时它又是非常理想的减肥方法，游泳时人的新陈代谢速度很快，30分钟就可以消耗1100千焦的热量，消耗的能量也比跑步等陆上项目多许多，如在水中游100米，相当于陆地跑400米或骑自行车1000米，很适合女性生育后恢复体形。

有氧操

这种有氧操减肥法，对练习者的要求比较高，简单的有氧操达不到心率要求，减肥效果不明显，相对复杂的有氧操对身体的力量、灵活性、柔韧性要求都比较高，对一般人来说比较有难度，如果动作不到位，不但起不到什么效果，而且还很容易造成伤害。所以，一些初学者和体能条件不好的人，最好不要通过跳有氧操减肥。

懒懒散散好生病，闲来登山增健康

天气晴朗的时候，和家人一起去郊外爬爬山，是一种很好的锻炼方法。

由于人体需要有一定的适应周期，所以爬山锻炼一定要循序渐进，时间由短到长。刚开始选择这种健身方式的人，爬的高度要循序渐进地增加。每周爬山次数也要逐渐增加。另外，根据人体的活动规律，一般下午比早上活动能力要强，所以建议初次登山健身的人最好从下午开始锻炼，然后逐步调整，把运动时间改到清晨。如果清晨登山，应该适当吃一点食物，还要随身携带轻便的瓶装水，以便及时补充水分。

具体来说，登山的时候应该注意下面几个问题：

（1）不宜爬山的人。如果患有心脏病，最好不要爬山。另外，癫痫、眩晕症、高血压、肺气肿患者也不宜爬山。

一般以吃过早饭后再去爬山为好。爬山时穿衣要注意保暖，鞋要合适。

（2）注意多喝水。多喝水一方面可以稀释血液，另一方面可以减轻运动时的缺水。在爬山时注意随时补充水分，可尽快恢复体力。

（3）要循序渐进。爬山前要先做热身，然后按照呼吸频率，逐渐加大强度。速度不宜过快，以没有不良反应、不明显气喘为度。

（4）要注意科学休息。爬山中途休息应长短结合，短多长少。短休息以站着休息为主，长休息时应先站一会儿再坐下休息。

（5）扭伤切忌局部按摩。扭伤后最好冷敷20～30分钟，便能达到消肿和止痛的目的。出发前可以随身携带创可贴、紫药水等，以备不时之需。

（6）爬山和爬楼梯不同。楼梯垂直角度大，爬楼梯时上升、下降的速度快，运动负荷较大；而山地是逐渐向上的，运动负荷较小。因此，不适宜爬山的人不要选择爬楼梯法锻炼。

爬楼梯对膝关节会造成较大的压力，骨质疏松、膝盖有损伤以及身体过于肥胖的人，应尽可能选择对膝关节损伤较小的方式进行锻炼。

年轻人选择爬楼梯和爬山都可以，中老年人则较适合爬山。在身体允许的情况下，一周爬两次山，爬一次楼梯，就能达到正常的运动量。

运动计划，年龄说了算

女人的身体在不同的年龄阶段会有很大的差别，所以具体采取什么样的运动计划，还应该考虑到你的年龄因素。

20岁左右的窈窕淑女

处于这个阶段的女性，身体功能正处于鼎盛时期，心律、肺活量、骨骼的灵敏度、稳定性及弹性等各方面均达到最佳点。从运动医学的角度上讲，这个时期运动量不足比运动量偏高更对身体不利，所以，这个年龄段的人可进行任何运动强度的锻炼。

锻炼可每天进行，也可隔天进行一次，每次大约做30分钟增强体力的锻炼，方法是举重，负荷量为极限肌力的60%，一直练到肌肉觉得疲劳为止（每次需做10～12次）。如多次练习并不觉得累，可以将器械重量加大10%，注意必须使主要肌群都得到锻炼。然后做20分钟的心血管系统锻炼，方法是慢跑、游泳和骑自行车等。

30岁左右的风韵女人

这个阶段的女性，身体功能已度过了顶峰期，此时如忽视身体锻炼，对耐力非常重要的摄氧量就会逐渐下降。30岁后，女性身体的关节常会发出一些响声，这可能是关节病的先兆。所以，为了使关节保持较高的柔韧性，应多做伸展运动，还要注意心血管系统的锻炼。

锻炼最好隔天一次，每次进行5～30分钟的心血管系统锻炼，如慢跑或游泳，强度不要像20岁时那样大。然后做20分钟增强体力的锻炼，与20岁时相比，试举的重量要轻一些，但做的次数可多一些。

最后别忘了做5～10分钟的伸展运动，重点是伸展背部和腿部肌肉，久坐办公室的人更要注意伸展运动，方法是仰卧，尽量将两膝提拉到胸部，还可以试着将两腿分别上举，尽量举高，保持30秒，反复数次。

已过不惑之年的女人

超过40岁的女性应选择不仅有利于保持良好的体形，而且能预防常见的老年性疾病，如高血压、心血管病等的运动项目。

此年龄阶段的女性由于体能比较弱，所以锻炼的强度不要过大，每星期进行2次即可，内容包括：25～30分钟的心血管系统锻炼，如慢跑、游泳、骑自行车等，保持中等强度；10～15分钟的器械练习，器械重量要比30岁时的轻一些，因为重量太大会损害健康，但次数不妨多些，为防止意外，最好不使用哑铃，用健身器械；5～10分钟的伸展运动，尤其要注意活动各关节和那些易于萎缩的肌肉。

推荐运动项目：打太极拳、打网球、游泳、慢跑、跳舞、散步、打高尔夫球等。

第八章

曼妙好身材，秀出你的美丽

——年轻美丽的体态从瘦身开始

对追求美的女性而言，拥有健康苗条匀称的身段是她们永远追求的目标。如果能再加上一张漂亮的脸蛋、吹弹可破的皮肤、小蛮腰、纤纤玉手，则更是令爱美的女性尖叫。

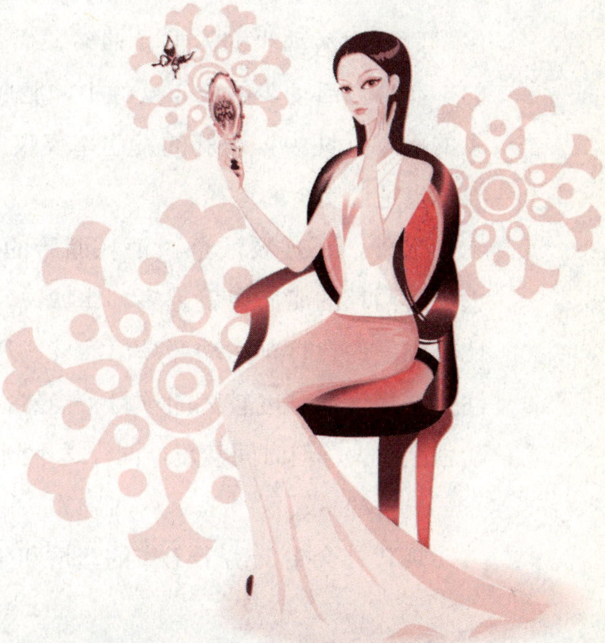

告别肥胖，秀出青春体态

医学理论中，把一定程度的明显超重与脂肪层过厚，尤其是三酰甘油积聚过多而导致的状态称为肥胖。肥胖与吸烟一样，对人体都有很大的危害性。与肥胖密切相关的危险因素有：自由基、糖尿病、动脉硬化、冠心病、脑血管病、高血压、脂肪肝、内分泌功能失调……有关专家认为，肥胖甚至比吸烟更能加快人体衰老的速度。

肥胖与运动之间的关系

肥胖与运动有着显而易见的关系：运动越多，脂肪的消耗就越多；运动越少，脂肪的储存就越多。日常体力活动少的人，发生肥胖的概率明显比经常运动的人要高。国际一项大型调查表明，成年男性的肥胖发生率，体力活动少的人群是14%，而体力活动多的人群仅为7%；同样的，在体力活动少的成年女性中，肥胖的发生率是21%，而在体力活动多的成年女性中，肥胖的发生率仅仅是8%。可以说，运动是减肥最重要，也是最安全的途径。

另外，还需要注意，消耗脂肪的量与运动的强度也有关。强度越大，所消耗的脂肪也就越多。比如说，高强度的自行车运动消耗的热量比低强度的自行车运动要高出22%，所以，选择运动减肥的时候，应该注意选择运动强度较大的项目。当然，运动的时间长短也非常重要，运动强度很大，但时间甚短，同样达不到理想的减肥效果。

爬楼梯减肥法

现代社会中，由于工作的繁忙和生活节奏的加快，许多人就以没有时间为借口，索性彻底放弃了锻炼。殊不知，自己错过了多少减肥的好时机，比如爬楼梯。

爬楼梯是一项很有效果的健身运动。因为爬楼梯要把腿抬高，兼有走和跳两个动作的活动作用，能增进能量代谢，增强心脏功能，起到减肥和防治冠心病的双重作用。据生理学家测定，一个40千克重的人，爬10分钟楼梯消耗热量为837焦耳，下楼梯消耗的热量为上楼梯的1/3。相等时间内，爬楼梯消耗的热量比游泳多2.5倍，比散步多4倍……可以说，爬楼梯是很好的减肥运动。

另外，爬楼梯可以增强内脏功能。爬楼梯时呼吸频率和脉搏次数无疑会加快，这对增强人体的呼吸功能，加强心脏、血管系统的功能都有很好的促进作用。

根据国外运动医学家的实验结果显示：人每登高1米所消耗的热量，相当于散步时走28米。其所消耗的能量是静坐时的10倍、走路时的5倍、跑步时的1.8倍、打乒乓球时的1.3倍、打网球时的1.4倍；如果沿着6层楼的楼梯上下跑2～3趟，则等同于慢跑1000～1500米所达到的减肥效果。

由此可见，爬楼梯确实是不错的减肥运动。只不过与所有运动一样，爬楼梯也需要坚持，这样才可以收到理想的效果。

针对下半身肥胖的运动

1. 腹部

首先，躺在床上，让臀部以下悬空，膝盖弯起，使大腿在腹部上方；双手伸直放在身体两侧，手掌朝下放在臀部的下方；接着腹部用力，慢慢地把腿往前伸直，使身体成一条直线，然后再将膝盖弯曲，大腿恢复到最初的位置。此套动作可以减去腹部多余的脂肪，紧缩腹部肌肉，尤其适合下腹部肥胖的人群。

注意事项：做此套动作的时候，背、肩和手臂都要完全放松，感觉肚子在用力即可；做伸腿动作时，脚尖一定要朝上；腿伸直的时候，要保持身体的平直状态。

2．腰部

首先，趴在床上，从左侧开始，用手臂和脚支撑全身的重量，就像做俯卧撑一样，使大腿、臀部和躯干离开床面；然后大腿慢慢向外伸，右脚交叠在左脚上；把右手放在脑后，肘部向上与肩成一条直线；慢慢地向前弯曲，再慢慢回到起始位置；然后换右侧，交替重复此动作3～5次即可。

注意事项：此套动作可以让腹部肌肉得到充分的锻炼，尤其是斜肌和后腰。另外，做此动作时，臀部一定要紧绷。

3．大腿部

粗壮的大腿是许多女性最头疼的地方。全身上下，脂肪最常堆积的地方就是这里，其次是大腿外侧及膝盖上方的地带。其实，只要想办法促进血液循环及淋巴系统的畅通，就不会出现这种情况。现在，我们就来做三组具有此功能的动作。

（1）身体平躺于床上或地板上，双腿朝上抬起，尽量向上抬高；用手掌撑住腰部，手肘保持弯曲90°，双腿朝正上方做踩脚踏车的动作，要像真骑车一样，是一种圆弧形的运动，且要避免用力向上踢；重复此动作5～8分钟。

（2）保持标准站姿，双脚分开与肩同宽，脚尖朝前，两手各握一只哑铃；数到3时慢慢向下蹲，让大腿与小腿呈90°，如同练马步一样；数到10时慢慢起身，速度放慢且臀部夹紧，大腿用力让整个身体站稳。

（3）坐在床上或地板上，上半身挺直，双腿伸直合拢；然后把右腿盘在伸直的左腿上，再利用双手拉抬左腿部，并尽量靠近身体；维持该姿势15～20秒后放松，再换左腿，反复做此动作，根据个人的身体情况，不要过于勉强，以自己舒适为准。

4．小腿部

把杠铃放在颈后部，两脚分开，脚尖稍向里扣或外撇。尽量收缩小腿的肌肉群，尽量提高脚跟，使腓肠肌彻底收紧，提起脚跟时吸气。然后静止3秒钟，放下脚跟，呼气。重复此动作3～5分钟即可。

另外，在日常生活中，多让腿部自由自在地步行，多走楼梯少乘电梯，平跟鞋与高跟鞋互换着穿，这样对于美化腿部线条都有很大的帮助。

经美国专家研究发现，人体在18：00～20：00体温最高，身体的柔韧性和灵敏性最好，肌肉的力量和心肺功能也处于最佳状态。因此，晚上进行运动练习，效果最为明显，健身的持久性也最佳。另外，如果你习惯户外锻炼，早上的空气质量也不是一天当中最好的，如果你锻炼的地点靠近主要街区，那么空气中的灰尘和废气含量在清晨也会达到最大值，尤其不适合锻炼。所以专家建议广大减肥人群：无论是进行室内或室外运动，最好都把时间定在晚上。

随时随地，抓住一切运动的机会

运动瘦身不只是在健身房里才能实现，利用日常生活中的一切有利因素也可以瘦身，因为运动是可以随时随地进行的。

下面为大家推荐一些不用进健身房就能进行的锻炼。

（1）在每天上下班的时候少坐一站车，改为快步走。注意是“快步走”，不是慢慢悠悠地遛大街。能走到身体微微发汗的程度是最好的，你的新陈代谢会越来越顺畅。回家不要坐电梯，改爬楼梯。爬楼梯是最廉价最简单的一种减肥方法，李玟就说过自己曾经靠每日坚持爬楼梯在一个月之内瘦了十几斤。

举一个身边活生生的例子吧：李丽曾经55千克，近年来天天回家爬楼梯，虽然李丽家只住5楼而已。李丽说爬楼梯既可以减肥又可以锻炼腿脚，事实是这两个目的李丽都达到了，现在她成功减到54.5千克。

（2）大家每天都会在家吃完晚饭看电视吧？看电视的时候麻烦你从

柔软的沙发里爬起来吧。

可以一边看电视一边左右扭腰，也可以站在电视机前做“剪步下蹲”的动作。“剪步下蹲”的做法：

类似向前迈一大步压腿的动作，但不同的是不要双手扶住前腿的膝盖、重心放在前腿上，而是双手叉腰上身保持直立不动，把重心向下压、向后腿移，重点拉伸后一条腿的大腿前侧部位肌肉。据教练说，这个动作是对减腿和腿部塑形最有效的。

（3）美女们平时在早上刷牙、洗脸或洗衣服、洗碗的时候都应该踮着脚站在水池前，同时吸气、挺胸、收腹、抬头。在保证站稳的前提下，可以试着做脚后跟连续“提起—放下”这个动作，想象自己是一名美丽、高贵的芭蕾舞演员……

踮着脚站着可能一开始不稳，会东摇西晃，但用不了几天你就会发现你站得越来越稳、越来越久，你的小腿肌肉线条也会越来越紧致而有型。

（4）平时上班，到了单位的写字楼下，除非快迟到了，否则不要坐电梯上楼，督促自己爬上去！回想一下：你每天上班的8小时里基本上坐的时间怎么也占大多数吧？还怕自己没时间坐着吗？

大清早爬楼可以很好地锻炼自己的心肺功能，提神醒脑，为一整天的忙碌工作打下头脑清晰、思维敏捷的基础，爬楼也会让自己更加有活力。

（5）坐在桌前办公时，桌子底下自己的腿是没人看得见的吧？大家可以随时做一个活动腿部的小锻炼：一条腿弯90°自然放在地上，要整个脚掌着地，最自然舒服的状态。另一条腿水平向前伸直伸平，伸得越远越好，与地面平行。先活动这只脚的脚踝，然后不停地上翘、下压，上翘、下压，大约15次以后换另一条腿。

这个动作不会影响到你在桌面上敲电脑、打电话等工作吧？而且桌子底下不会有人看见你的腿在搞些什么。常做这个动作，可以活化腿部血管，加速血液循环，防止下部的水肿，还会预防腿部的静脉曲张。

瘦腿，坚持才是王道

怎么瘦腿？有什么良方？有的，那就是——坚持。是的，就这么简单。

下面，姐妹们跟我一起做两个动作。

动作一：平躺在床上，两腿抬起伸直，与身体成90°直角。脚向回钩，感觉小腿肌肉是被拉直的。然后开始在空中蹬自行车，过程中脚不要放松，要一直保持向回钩着抻拉着小腿肌肉。

怎么样？这个平躺空蹬自行车的动作，大家都不陌生吧？既简单又好学。

想减腿的姐妹们，每天要保证蹬10分钟自行车，注意是“每天”！

不要觉得10分钟很短、很容易，要坚持做到，真的很难。第一次做这个动作的姐妹们，能蹬上二三分钟就算相当不错了。各位实践起来就知道，这个动作相当累，相当耗费体力……也正因为如此，才能大量消耗我们体内的脂肪和热量。

做的过程中要保证动作的规范性，每蹬一下都是在空中画一个完整的圆，不能因为累了就使动作变形。

在这里给大家推荐一个分散注意力的小窍门。

在每次蹬的时候，同时放着MP3或自己手机里的歌，戴上耳机听着歌做这个动作，最好还能一起跟着唱，注意力很容易就转移了，你也不会觉得时间过得很慢。

一首歌曲大概5分钟，那么完整听两首歌，一边听一边蹬，时间也够了，痛苦转化成了乐趣，慢慢地你便不会觉得那么难了。

只需连续蹬一个月，确保每天10分钟，一个月后可以用皮尺来验证你腿部围度的变化。到时候看到成果，大家可千万别惊讶啊！

此方法只有一个注意事项，就是——坚持！

动作二：平躺在床上，双腿抬起伸直，跟身体成直角。保持左腿不动，右腿在空中画圆，就像圆规那样。每画一个圆圈算是一下，一条腿做10下再换另一条腿。

画圆的动作幅度要大，稍慢一些，动作做到位。每做10下换一条腿，交替6回，等于每条腿至少要保证做满60下。

动作二其实与动作一差不多，都属于枯燥，但是针对性很强的床上小运动，对于大运动量的上班族来说，还算是照方抓药的……两个动作都是瘦腿的不二法宝！每天做这两种动作，按要求做够数，也不过就30分钟。

没有什么秘诀，不要给自己找什么借口，坚持才是王道。

收腹练习，让“水桶腰”变成“小蛮腰”

女性在过了一定的年龄之后，就会开始发胖，表现最明显的就是腹部开始突起，穿什么衣服都不好看了。原来的“小蛮腰”变成了“水桶腰”，令先前美丽的体态和肌肤大打折扣。因此运动塑身的关键就是收腹。

凳上收腹练习1

坐于凳上，双脚踏实地面，双手置于耳侧。收腹，使一侧肘朝向对侧的膝关节运动，两侧交替运动。注意动作始终要保持收腹状态，直至整个练习结束。动作要缓慢，尽量感受腹肌的收缩。

凳上收腹练习2

坐于凳上，双手扶于凳两侧，双腿屈膝。收腹，尽量使大腿贴近胸口。注意动作始终要保持收腹状态，直至整个练习结束。动作要缓慢，尽量感受腹肌的收缩。

打电话训练腹斜肌

避免打电话时间过长引起血液循环不畅。

双脚踏实地面，臀部坐稳，一手叉腰，一手持电话，向身体两侧最大幅度地转体。注意上身不要前后左右晃动，放松肩部肌群，体会腹部肌肉的发力。

揉擦腹部

练习者仰卧于床上，两手相叠，放在腹上，以顺时针，逆时针方向各按摩50圈；然后，两手分开放在腹上，上下往复按摩50次。要求不用意念，可以憋口气把腹部顶起来练习，早晚各一组。

体转

直立，两腿分开与肩同宽，两手叉腰或下垂放于身体两侧，随身体摆动，身体向左右转体各50次。要求转体时两腿不动，转体幅度要大，直腰，头颈要上顶。

体前屈立起

直立，两腿分开与肩同宽，上体前倾向下体前屈，然后立起。要求膝盖要挺直，双手尽量去触摸地面一下，连续做50次。（也可以根据自己的身体状况，次数渐序进展）。

依次高抬腿

两腿伸直站立（也可以双手扶在墙壁、写字台、窗台上或在床上、地毯上进行），上体尽量不动，膝盖尽量上抬贴胸，两手可以抱一下腿，连续反复各做50次。

仰卧起坐

练习者仰卧在床上或地毯上，两腿伸直，上身用力坐起，然后将身体前倾，同时双手去触摸脚尖，连续反复数次。

扭髋小跳

原地双脚跳起直膝扭髋，两脚跳起同时左右扭髋，两臂胸前左右摆动与髋部扭动方向相反，连续反复数次。

苗条女人的纤腿按摩秘籍

对于很多办公室女性来说，一天可能会在办公室坐上8个小时甚至更久，慢慢地，你会发现双腿越来越粗壮。其实，只要找准腿部按摩部位，每天进行自我按摩，你会发现在不知不觉中，双腿竟被拉长了！

1. 膝盖与两侧按摩

膝盖周围很少累积脂肪，因为膝盖是骨骼相连的关节部位，只是这个部位很容易水肿或出现皮肤松弛的现象，而使得腿部变粗。具体改善方法是：由膝盖四周开始按摩，可以改善膝盖周围皮肤松弛的现象，不过，按摩的次数要频繁，否则是无法达到改善曲线的功效的。

2. 紧实大腿线条

大腿内侧的皮下脂肪是很容易堆积松弛的，按摩大腿的方法是：取坐位，腿部全部离开地面，臀部支撑身体平衡，双手按住膝盖上部、大腿中部，轻轻按摩。这样可以消除腿部的水肿，让双腿肌肤更加有弹性，使腿部线条变修长。

3. 改善小腿微循环

方法一：减小腿要从打松结实的小腿肥肉开始。双手掌心紧贴腿部，四指并拢，大拇指用力压住腿部肌肉，从脚跟的淋巴结处中速向上旋转，两手旋转的方向必须相反。每条腿各2～3分钟。

方法二：睡前将腿抬高，与上身成直角，贴在墙壁上，坚持20～30

分钟再放下，将有助于腿部血液循环，减轻脚部水肿。

找到减肥的“燃脂高效期”

由于生理上的特性，女性每个月要有一个星期的时间不适宜做运动和瘦身，也不太适合做一些跟减肥有关的事。

那么，这一周的时间女性是不是就要完全放弃，等着自己在之前三周辛苦减下来的分量，在这一周重又爬上身呢？

当然不是！这一个星期虽然不能做剧烈运动了，但是我们还可以做一些必要的“脑力运动”，即可以开动脑筋，对自己之前三个星期的减肥过程进行一下梳理。因为最熟悉我们的就是我们自己，根据自身减肥的特性和遇到的问题，做一个带个人鲜明色彩的总结。

列出你认为对你最有效，同时最不让你厌烦的减肥运动；清楚地知道自己哪个部位是脂肪存储最多、最难减的肥肉大本营；更要自己总结出之前使用的辅助手段，如哪个牌子的减肥药、减肥霜最安全最管用；等等。

然后要做的就是好好珍惜大姨妈结束后的第一个星期——“燃脂高效期”。在这一星期，由于激素水平的变化，你的身体分解脂肪的能力会比平时提高2倍，尤其是燃烧腹部脂肪的效率会大大提高！

把自己总结出的一切有效经验都在这一星期毫不吝啬地使出来，达到事半功倍的效果。

多吃猕猴桃，越来越苗条

猕猴桃是人们非常喜欢也非常推崇的一种水果，所以很受大家的青睐。但是猕猴桃更是瘦身美眉们的福音，因为猕猴桃还对减肥有特效。

猕猴桃的维生素C含量是苹果的15～30倍，果肉里的小黑子含有非常丰富的维生素E。而猕猴桃的果皮中含有丰富的果胶，是可以帮助降低血液中胆固醇浓度的……猕猴桃本身也是热量非常低的一种水果，低钠高钾，营养成分丰富而全面。

在中医学里，猕猴桃有“滑泄之性”，含有丰富的膳食纤维，可以有效地预防和治疗便秘和痔疮，绝对是健康、天然兼具营养的“泻药”！

含有如此丰富的有利于人体吸收的营养物质，几乎零热量，觉得猕猴桃就是上帝为女同胞们减肥而创造的好东西。

李静曾经患过严重便秘，搞不清楚是什么原因引起的，反正试过很多种方法都不见效。

正要心灰意冷的时候李静想起了猕猴桃兄弟，又赶上秋天正是猕猴桃熟透的季节，觉得好吃，就多吃了几个。结果，番泻叶、蜂蜜水、香蕉都败下阵来的让李静挠头的便秘状况，就这么被几个猕猴桃轻易解决了。

后来，尝到甜头的李静把猕猴桃视为最爱，一个秋天吃下来，人人都说李静瘦了，要知道李静没有刻意减肥也没有任何别的举措，而且大家都夸李静的皮肤和气色好。猕猴桃是非常出色的抗氧化水果，其高浓度的维生素C还有助于美白，气色怎么能不好呢？爱吃猕猴桃的美眉肯定没有不漂亮的。

经常让猕猴桃出现在你的生活里，你会越变越苗条，越减越漂亮！

日常生活瘦身法总汇

脑力活动瘦身法

欧洲一家研究所经过多年研究，得出脑力劳动有较好的瘦身美体作用。日常生活中可以观察到，经常进行体力劳动的人，体格普遍较为健壮，而常进行脑力劳动的人则普遍偏瘦。研究证明，任何的脑力劳动都会消耗大量的能量，且脑力劳动强度越大，消耗营养物质越多。

这是因为人在用脑时，可促使某些内分泌腺（如肾上腺等）的激素分泌量增加，这些激素具有加速物质代谢的作用。

利用这一原理，肥胖者可以通过脑力劳动来使身体变瘦。建议瘦身者每天都能花一定的时间做些脑力运动，使大脑紧张起来，如读书看报、书法绘画、写作、学习技术、研究学问、做些智力测验题等，这样，既可以提高知识水平，又达到了瘦身的效果，可谓一举两得。

睡眠充足能瘦身

许多肥胖者往往是夜猫子型的，此外，还有一部分肥胖者是由于高节奏和高压力导致睡眠少的人。甚至有的人认为，少睡觉来瘦身肯定会取得奇效，于是少睡瘦身法在部分肥胖者中渐渐盛行起来。

在人的体内存有两种可以调节人的食欲的激素，一种是能增加人的饥饿感、刺激人的食欲；另一种则让人有一种饱腹感，压抑人的食欲。两种激素分泌量的多少，能直接影响一个人的胖瘦。

有专家曾对1000多名志愿者进行跟踪调查，发现睡眠越少，饱觉激

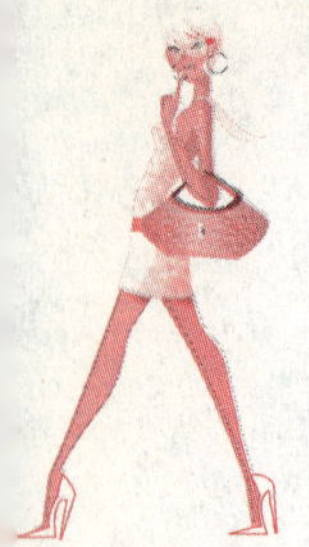

素分泌就越少，人就容易饥饿，就想进食，以缓解饥饿带来的刺激。

而且还发现，每天睡5个小时的人，其血液中的“饱觉激素”浓度要比睡满8个小时的人少15%，而相对应的“饿觉激素”的浓度却增加了15%。因此，睡眠少的人容易饥饿，进食也多，这部分人肥胖起来，自然是可以理解的。

另外有研究人员曾做过这样的试验，他们组织了一些男士，将每晚的睡眠时间控制在4～7小时，以6天为一个试验周期。结果意外地发现，少睡者血液中的葡萄糖和胰岛素的含量升高了，而胰岛素会促使体内脂肪的增加，同时少睡觉会打乱人的生物钟和机体新陈代谢的平衡，对健康十分不利。

看来，保证充足的睡眠，才是瘦身的有效手段之一。

睡眠也是有规矩的，睡前3个小时不能进食，刚吃饱后也不能马上做运动，可以做做仰卧起坐及简单的伸展操。

当然，在睡眠的同时，还要和运动、休息、营养相配合，不要以瘦身为借口，躺在床上，从早睡到晚，从晚睡到早。

空气浴瘦身法

人的肌肤需要空气。然而，人们身上一层又一层的衣服将皮肤同空气隔开。医学专家们建议，不妨在有条件的情况下，偶尔洗几次空气浴。

夏季是洗空气浴的好时机，可以在自家进行。将窗打开，让空气自由进入室内，脱去全部衣服，让风吹拂你的玉体，时间越长越好。

这里要强调一下冷空气浴，秋去冬来，空气渐冷，肥胖者经过夏秋两季的空气浴锻炼，也许习惯了外界的气温，因此可以坚持下去。冬季冷空气浴（有人还用雪擦身）的作用明显，因平时的热和冷气的冷，可以使皮肤、血管接受冷热交替的作用，加强血液循环，保持皮肤弹性和青春。

冷空气浴还有一大好处，就是加强皮下脂肪的“燃烧”，这是瘦身的好方法。

唱歌也可以瘦身，不要感到奇怪，在德国，唱歌瘦身法已受到众多肥胖者的青睐。

唱歌可以帮助体内中性脂肪燃烧，若再加上载歌载舞的效果，唱完一首歌，所减掉的脂肪相当可观。德国一内科医生指出，只要唱歌的方法正确，能够充分利用身体各部分的肌肉和内脏，就可以消耗大量体能，也就是说如同做了运动一样。

经他测量发现，一个人唱完一首歌后，氧气消耗量竟和跑完1000米后的氧气消耗量相差无几，这也就是说，唱一首歌等于跑了1000米的路程。既娱乐了心情，又减轻了体重，真可谓一举两得。

但值得指出的是，在进行唱歌瘦身时，需要采用腹式呼吸法。因为横膈膜的活动可以调节空气的吸入和呼出量，脂肪分解时所需的氧气能充分地被吸收掉，这些都有助于脂肪的燃烧。

唱歌瘦身的具体操作方法如下：

仰卧在地上或床上，在腹部放上1～2千克重的物件，维持这样的姿势唱一首歌，切记，要看见腹部一上一下地起伏着，才能确保用的是腹式呼吸法。每日练习几次，慢慢就会熟能生巧了。

束发瘦身法

对于长发飘飘的女性朋友们，这里推荐一个既方便又有效的瘦身好方法——束头发。束发瘦身法不需要剧烈的运动，只是用一些简便又科学的方法，就可以帮助完美你的体形。

束发瘦身法可以通过束发来刺激头发的神经反射点，这些神经反射点是连接人体腰部、手腕、腿部、臀部等部位的神经末梢，对这些神经反射点的刺激，可以立即被传递到人体相关部位，加强内脏的作用与加速血液的流动，最终起到增加肌肉活动量和促进燃烧脂肪的作用。

束发瘦身能使身体的很多部位都变得纤细。

1. 手臂纤细法

耳朵最高处以上约一个手指宽的地方对应的是瘦双臂的区域。以此为中心，将约1分钱硬币粗细的头发用橡皮绳绑起来，左右对称各绑一个，保持15分钟。

2. 腿部变细法

从头顶部中央取一束头发，向下拧转，从头顶部的发旋开始，平握拳，约第三根指头正下方的位置，对应的是瘦腿肚、脚的区域，在这个部位将头发绑起。时间以15分钟为标准，想要连脚踝一起瘦的人以1小时为宜。

3. 腰部变细法

在耳朵上方的最高位置处握拳，在中指的第一关节处、第二关节上的部位对应的是瘦腰的部位，将左右两侧的头发对称地绑起来，维持15分钟。

4. 臀部上翘法

从头顶部的发旋开始，平握拳，以第三根指头正下方为中心，两侧各4厘米的位置对应的是瘦臀及大腿的位置。将这两个部位的头发扎起10分钟。

束发瘦身法对于不喜欢运动或性格比较安静，或由于身体条件的限制不适宜做运动的人来说，都是非常理想的。此方法有着很广的适用范围，所以效果也比较明显。

刷牙瘦身法

以前就很流行刷牙瘦身法，但是受欢迎的原因是，饭前刷牙可以改变味觉、降低食欲。最近再度掀起流行，但是主张的道理完全不同，而是“用牙刷清扫舌头表面的味觉”。

舌头脏的话，味觉跟着麻痹，必须吃味道重的东西，才有吃东西的感觉。味道重会增加食欲，所以想瘦的人不能吃重口味的食物，那么，首先要做的就是把舌头清干净，让味觉更敏锐。

日本医学博士阪本洋介主张，每天每餐饭前饭后各一次，一天总计刷6次牙。先把牙刷洗干净，然后用左手拿着牙刷轻轻地抚拭舌头。仔细清扫舌的表面和侧面，这样一整天都会觉得口腔清爽。

既然把牙和舌头都刷干净了，自然不想再吃东西，倒也收到了控制食欲的效果。虽然没有即效性，但是养成每天做的习惯后，或许瘦身的成果会一点一点呈现。总而言之，这个做法没有伤害身体的不良反应，基于清洁口腔的目的，不妨有耐性地坚持下去。

另外，市面上也有专门清除污垢的器具出售，不过还是牙刷的刺激会比较舒服。值得提醒的是，一定要选用刷毛柔软的牙刷才行。

精油瘦身法

一种塑身按摩油，倒在手中揉搓，再在皮肤上按摩后产生与人的体温相近的温度后，渗透、作用于身体的经络、穴位、局部组织，经皮肤细胞的吸收、经络的运行、毛细血管的循环，将精油中自然的植物香气与能量输送到全身。

塑身按摩油是靠什么达到“瘦身”的目的呢？原因在于按摩油中的两大“主力”。

第一主力：它有一个很好听的名字叫“百里香”，它含有丰富的挥发性精油和麝香草酚，气味芳香，善于通过经络、血脉运行到达脑部，兴奋中枢神经，增进大脑细胞的活动；同时还具有较强的、平稳地排泄体内污秽和化解体内毒素及多余脂肪的功能。

第二主力：它有一种常用的重要配方，叫作“丝柏”。早在《本草纲目》中就有对它的介绍，丝柏可以祛风解毒，行气排阻，活血脉，通经络，祛风湿，清邪热，可见它也有较强的“通”与“排”的功效。

当然，塑身按摩油中还有其他“队员”。比如柠檬、葡萄柚、杜松子等。精油中的各种成分透过自然的植物香气与能量，刺激循环系统，使血液循环畅通，帮助解决肥胖症和水分滞留体内的问题。

当体内所累积的毒素越来越多，通过精油来净身体、紧实肌肉、光滑皮肤以塑造出优美的曲线，何乐而不为呢？

香味瘦身法

香味瘦身法是指利用某种特殊的香味作用于肥胖者，使他们食欲减少，以达到瘦身的目的。

美国芝加哥大学阿兰•霍斯博士做过实验：将薄荷糖、苹果和香蕉这三种东西装在一个容器中，让实验对象来闻它们的香味，每天3次，总共进行了6个月。试验结果显示，嗅觉正常的肥胖者体重平均减轻了14千克！而且发现，一个肥胖者越是喜欢闻某种香味，那么这种气味对他的瘦身效果越明显。

根据这项研究成果，国外制作出一种减肥膏。这是一种如伤湿止痛膏般大小的蓝色药膏，可贴在手背、手腕和前胸。这种膏药的主要成分是薄荷香精、苹果香精、柠檬香精、葡萄柚香精等，它们可以促进体内的新陈代谢，并去除体内多余的水分，消除水肿，减少食欲，最终达到瘦身的目的。另外，英国一家公司还发明了一种含有咖啡因的唇膏，女性涂上后只需在疲劳时舔舔嘴唇，就能及时起到提神的作用，也可改善体态，既时髦又可以瘦身。

现在有一种简便的闻香瘦身法介绍给大家：将10毫升无水酒精、1滴玫瑰花精油或薰衣草精油先后倒入喷雾式瓶内。然后加入90毫升矿泉水摇匀。而后朝天花板喷，使室内充满花香。肥胖者在此环境中深呼吸几下，便可使食欲大大减少，从而达到瘦身的效果。

另外还有一种利用香味的瘦身法。

芳香学家和心理学家经过长时间的研究，比较一致地认为：香水不仅能净化空气，使人心旷神怡、精神振奋，而且能激发记忆、增进联想。研究还发现每个人都有自己的体香，相同或相似身材和体形的人体香也相似。

因而，根据自己的体形来选择相应的香水，可以使别人对自己的身材另眼相看。

绿香型或中性香型：如绿草、苔藓等的自然香味，会使人产生一种清爽感，此时无论对方肥胖与否，他的脑海中通常会出现一种纤巧身段的影像。

醛调香型：如浓郁清甜的花香、带有甜味的水果香等，会使人脑海中有一种体态丰腴乃至身段稍肥胖的感觉。

木香型（森林调香型）：会使人有身材相对较高的印象。

清香型：如薰衣草、丁香、石竹等，具有春天刚萌芽的嫩枝绿叶和青草的香气，会给人以年轻饱含激情的感觉。

蔬果香型：如柠檬、橙子、菠萝等，会给人以相对成熟的感觉。

生长激素瘦身法

所谓的生长激素（HGH）是由人体的脑下垂体前叶所分泌的。生长激素分泌后，马上就进入血液中，随着血液来到肝脏，然后被肝脏吸收，再由肝脏转变成不同的生长激素来进行各种生化作用。人体每一个器官的发育生长，都需要HGH和各种生长激素，而且还要每一种激素都分泌正常，人体的器官才会正常发育。

生长激素的分泌是依照生理时钟变化来进行的。一般来说以晚上11点至凌晨1点分泌最多。但是其他因素也会刺激生长激素的分泌，比如运动、压力、情绪甚至节食等。另外，HGH的分泌量会随着年龄的增长而下降，到30岁以后便迅速下降，60岁时，身体内的生长激素就只有年轻人的一半了。

生长激素原本是用来帮助生长激素分泌不足的小孩长大增高的利器，但是随着对生长激素的研究与应用，人们还发现生长激素有燃烧脂肪的功能。生长激素能将脂肪转变成能源，加速燃烧脂肪的作用，是不用节食的天然瘦身方法。

生长激素之所以有瘦身的功效，主要是因为脂肪细胞上有所谓的“生长激素受体”。当生长激素与此受体结合后，会在细胞内启动一连串分解脂肪的酵素反应，称为“脂肪分解”。

另一方面，生长激素还会让人提高活力，因此实际上增加了燃烧热量的机会。此外，人体的胰岛素会促进脂肪的产生，但是生长激素却正好会抑制胰岛素，所以若没有生长激素来抑制胰岛素，脂肪细胞将会无限制地扩张。

生长激素因为只在夜间分泌最多，所以在生长激素分泌最旺盛时睡眠可以起到瘦身的作用。人体在睡眠时，身体功能运作趋于迟缓，但新陈代谢功能仍会持续进行，积存于体内的热量也能不断地燃烧，睡眠时消耗的能量当然就越多。

但是时下流行的通过注射生长激素来瘦身的方法却是很不可取的，

这样会带来很多不良反应。主要有以下几点：

有报告发现人使用生长激素后，血糖会升高；另外，生长激素也会将水分滞留在体内，所以额外注射生长激素，极易导致心脏病和糖尿病。

注射大剂量（三四倍以上）的生长激素，会造成轻微水肿及手腕关节痛。

人体内若有小型的癌细胞，在注射了生长激素后，可能让癌细胞也生长起来，致癌率会大增。

怀孕、哺乳的人绝对不可以使用生长激素。

远红外线瘦身法

远红外线瘦身法是利用远红外线波长深入皮下促进血液循环的原理，促使在照射远红外线之后，肥胖者局部温度增高、出汗，好像按摩后一样，并使体内的毒素随汗水排出体外，达到一定的瘦身效果。

红外线是一种电磁波，它的渗透性较低，但刺激性较小，能很快被皮肤吸收，当红外线被身体组织吸收时，该部位就会产生热量，温度升高、汗腺的活动加强，促进身体排汗。

目前，较被广泛采用的红外线治疗肥胖，有远红外线灯热疗和远红外线太空舱热疗两种。

1. 远红外线灯热疗瘦身法护理实施

在一般的美容院都有这种仪器，在肥胖者躺好后，露出护理部位，将灯置于距离肥胖者体表45～60厘米处照射，以令肥胖者感到舒适、温暖为宜。当然，也可根据肥胖者的耐热程度调节灯的远近，照射时间根据肥胖者的情况而定。

2. 远红外线太空舱热疗瘦身法护理实施

在条件稍好一点的美容院一般都有这类仪器，太空舱热疗时间一般为15～30分钟。肥胖者先进行沐浴，然后去角质，以体膜敷裹身体，再进太空舱接受热疗护理。从太空舱出来后再进行芳香推油按摩。

注意：循环系统异常如静脉曲张者、皮肤病患者、糖尿病患者、呼吸系统疾病患者不宜接受远红外线治疗。

第九章

好习惯，让女人健康又靓丽

——好习惯是美丽的良药，坏习惯是毒药

生活习惯病虽然与遗传基因有一定的关联，但最重要的影响因素还是生活习惯，比如饮食生活、运动习惯、休息睡眠等。因此，及早纠正生活陋习，将疾病防患于未然才是最好的解决方案。

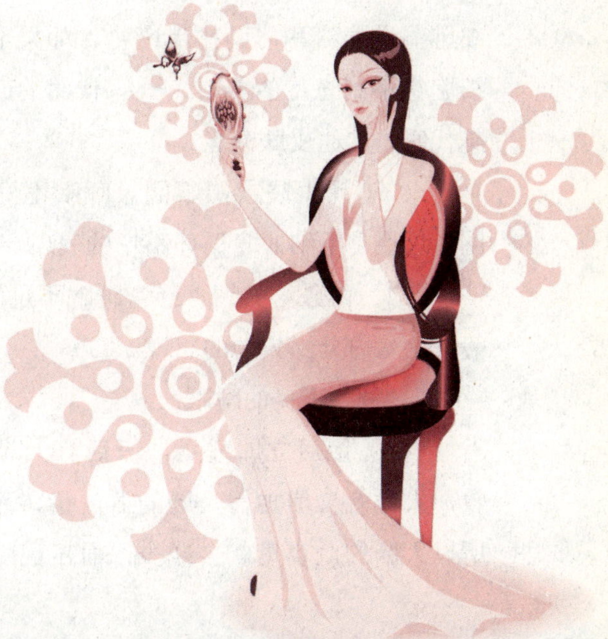

睡眠，女人好气色的秘密

对女性来说，最好的保养方法就是睡眠。优质的睡眠可以让女性气血充盈，皮肤光泽滋润，看起来朝气蓬勃。

1．睡眠不足的危害

（1）导致皮肤暗淡无光。女性朋友都有过这样的经历，如果头一天晚上没有睡好，那么第二天脸就会看起来灰蒙蒙的，没有光泽。健康的皮肤为什么会有光泽，最重要的原因就是皮肤下的毛细血管畅通。如果前一天晚上睡不好，皮肤下毛细血管的血液循环就会变慢，呈现在皮肤上的就是一种不健康的灰色，甚至看起来很苍白。

（2）影响皮肤的新陈代谢。皮肤下毛细血管的重要作用就是给表皮细胞输送养料和协助排泄废物，如果毛细血管里的血液循环慢了，表皮细胞得不到充足的养料，一些代谢的产物又带不走，就会影响皮肤的新陈代谢，加速皮肤衰老。

（3）黑眼袋或黑眼圈。睡眠不好的女性最容易出现黑眼袋和黑眼圈，这也是毛细血管循环不畅的表现。

（4）内分泌失调。经常睡眠不足的女性脸上更容易出现暗疮、斑点等，这是内分泌失调的表现。

2．种种不良的睡眠

（1）饭后立即睡觉。饭后有大量食物在胃里，为了更好地消化吸收，人体就会增加胃、肠的血流量，而身体里的血量却是相对固定的，所以大脑的血容量就会减少，血压也随之下降，如在这时睡觉，很容易因脑供血不足而发生中风。所以吃完饭后应先活动活动再睡觉，以免中风的发生。

（2）坐着睡。坐着睡可以使心率减慢，血管扩张，流到各脏器的血液也就少了。再加上胃部消化需要血液供应，从而加重了脑缺氧，导致头晕、耳鸣的出现。

（3）醒后马上起床。刚睡醒时心跳比较慢，全身的供血量也比较少，心脑血管就会相对收缩。如果马上起床，使得心脑血管迅速扩张，大脑兴奋性也加强，这样很容易出现脑出血。所以，醒后应在床上养神3～5分钟再起床。

3．睡美人的四大法宝

（1）睡前护理。不要带着任何化妆品睡觉。不管什么情况，睡前一定要洗个脸，彻底清洁面部，还可以给皮肤做个补水。

（2）睡眠时间要把握。人体的排毒高峰期在晚上11时到凌晨3时，并在晚上1～3时达到高峰。所以，每天上床睡觉的最佳时间是在晚上10时左右。

（3）良好的睡姿。最科学的睡姿是仰卧，两手顺身体自然放在两侧。

（4）重视细节。睡前用热水泡泡脚，然后用双手反复按摩一下，可以帮助你缓解疲劳，轻松入睡。另外，通风的环境、清新的空气、舒适的床都是睡眠不可缺少的。

睡觉的时候切记关灯

许多人认为开灯睡觉心里才有安全感。可是医学科研人员研究证实，睡觉时开灯将抑制人体中褪黑激素的分泌，使得人体免疫功能降低，这也应了“睡眠开灯，疾病丛生”这句话。许多人在挑灯夜战后很容易受到病毒的威胁，就是这个道理。国外已有研究显示，经常值夜班的如空姐、医生、护士等夜班一族，患癌症的概率比正常人要高出2倍。医学专家警告，开灯睡觉不但影响人体免疫力，而且容易患癌症。

科学家们对美国、芬兰、丹麦等国家的空姐所做的流行病学调查显示，空姐在飞机上工作近15年后，乳腺癌发生概率将提高2倍，每百名资深空姐中就有1人患乳腺癌。另有学者以200多位成年人来做调查，发现只要1次在凌晨3～7时坐在灯光下不睡觉，便会让这些成年人的免疫能力显著下降。

人的大脑中有个叫松果体的内分泌器官，松果体的功能之一就是夜间当人体进入睡眠状态时，分泌大量的褪黑激素。这种激素在晚间23时至次日凌晨分泌最旺盛，天亮之后有光源便停止分泌。褪黑激素的分泌可以抑制人体交感神经的兴奋性，使得血压下降，心跳速率减慢，心脏得以休息，机体的免疫功能得到加强，疲劳得以消除，甚至还有杀死癌细胞的功效。但是，松果体有一个最大的特点，即只要眼球一见到光源，褪黑激素就会被抑制闸命令停止分泌。我们知道，人的眼皮有部分遮住光源的作用，如果戴上眼罩睡觉，让眼球夜间不触光，即使开灯入睡也不会影响褪黑激素的分泌。可是，一旦灯光大开，加上夜间起夜频繁，那么褪黑激素的分泌或多或少都会被抑制而间接影响人体免疫功能，这就是夜班工作者免疫功能下降、较易患癌症的原因之一。

经常听到一些人抱怨光线太强久久不能入睡，而蒙头大睡才觉得睡得香甜，疲劳才得以恢复。从这个意义来讲，蒙头大睡是科学睡眠的一种方式。如果人们长期生活在日夜颠倒的环境条件下，免疫功能自然会下降。而夜班工作者在下班之后入睡时，要尽量将室内的光线调整到最低亮度，使大脑中的松果体分泌足够的褪黑激素，以保证人体正常的需要，使疲惫的机体尽快得到恢复。

“熬夜族”，养颜有妙方

“男靠吃，女靠睡。”然而，为了完成工作，为了考试，为了得到社会的认同，太多的理由使“通宵达旦”之类的字眼儿变成我们生活的常用词。晚睡正是女子美肤的大敌。如果事先知道有工作或应酬在身而不能在正常时间进入睡眠时，就要提前为“晚睡”而不“伤身”做一准备，将熬夜带来的伤害降到最低。

熬夜族一定要注意营养，熬夜会消耗大量的能量，因此，熬夜族应该通过适当的营养摄取来保护自己的身体健康。熬夜者的营养要注意以下几点。

减少疲劳

熬夜族一定要摄取足够的B族维生素、维生素C等营养，如果摄取量不足，便会增加疲劳感，严重者甚至还会影响健康。同时，在熬夜当天的晚餐里，应多准备一些蔬菜、水果等清淡的食品，使熬夜时能够有一个好的精神状态，避免过度疲劳。

保持完美肌肤

人体处于休眠状态时，身体会把新陈代谢的重点放在组织和器官的维护、排毒、修复和生长上面。如果经常熬夜，则会影响到皮肤的排毒和修复，从而对皮肤造成严重的危害。对此，熬夜时一定要准备充足的凉开水，以便随时补充水分，因长夜漫漫，不喝够水对皮肤的损害极大。如果想要保养好肌肤，最好在熬夜时选择食用几种对美容有良效的水果或者混合酿制而成的果汁。

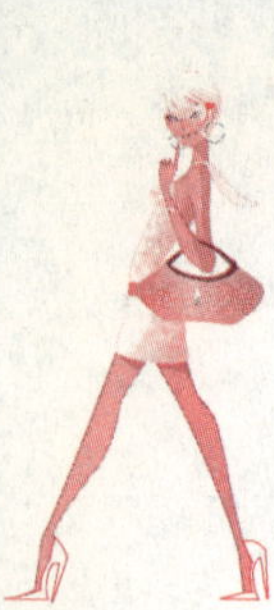

保护视力

熬夜最容易使视力受到损伤。如果经常在刺眼的灯光下苦战，会使眼肌产生疲劳感，引起视力下降。对此，应多补充一些相关的维生素。如维生素A，可通过调节视网膜感光物质的合成，提高熬夜者对昏暗光线的适应力，防止视觉疲劳。维生素B_1是视觉神经的营养来源之一，维生素B_1不足，眼睛容易疲劳；维生素B_2不足，容易引起角膜炎。可以多吃些芝麻、大豆、鲜奶、麦芽等食物。维生素E对治疗某些眼病有一定的辅助作用。膳食中豆油、花生油和香蕉的维生素E含量均较高，是饮食中维生素E的主要来源。丰富的钙质对眼睛也是有好处的，钙具有消除眼睛紧张的作用。枸杞含丰富的β-胡萝卜素、维生素B_1、维生素C、钙和铁，与菊花一起用热水冲泡饮用，能使眼睛轻松、明亮；枸杞加猪肝进行煲汤，能够清热，消除眼涩和因熬夜出现的黑眼圈。此外，西红柿可谓是眼睛的保护神，熬夜族们平时应多吃一些西红柿。

注意食物禁忌

应尽量避免咖啡因、甜食以及一些提神口服液的摄入。咖啡因虽然提神，但是却会消耗体内与神经、肌肉协调有关的B族维生素，缺乏B族维生素的人本来就比较容易累，更可能形成恶性循环。此外，夜晚空腹喝这类含咖啡因的饮料，会对胃肠黏膜造成刺激，引起腹痛。晚餐后或熬夜时，不要吃太多甜食，高糖虽有高热量，在一定程度上让人兴奋，却会消耗B族维生素，导致反效果，也容易引来肥胖问题。另外，市面上出售的提神口服液，其主要成分是B族维生素、维生素C、咖啡因、中药等，服用后确实会起到一定的提神效果，但是如果长期服用，则会对其产生依赖感。

熬夜族的养颜秘诀

早晚敷面很重要，通过按摩敷面能够使由于熬夜而出现的各种肌肤问题得到调理。适当地对脸部进行一些简单的按摩，可以增加皮肤的弹性。另外，还可以选用一些肌肤快速修护产品来解决问题。所以，不管你熬夜到多晚，睡前或者起床后，一定要抽出5～10分钟的时间来敷一下脸（最好使用保湿面膜），这样可滋养缺水的肌肤。起床后利用冷、热水交替着洗脸，以刺激脸部血液循环。在涂抹保养品时，应先按摩脸部5分钟左右。每天要保持心情愉悦，用微笑面对所有人，这样，皮肤也会因此而显得很有精神。

利用睡眠时间美容

选择好枕头，可以在睡觉时起到美容作用。选择缎面的枕头套，可以让你在晨起时脸上不会有皱纹。油质或者长粉刺的皮肤，不妨尝试一下整夜使用针对性的面膜，这将会有惊人的效果。就算是熬夜，在睡前也必须彻底清洁眼部的化妆品,然后涂抹上含有精华素的眼霜，给眼睛补充足够的营养，这样第二天起床时才不会出现“熊猫眼”。熬夜对身体来说，是最违反生物规则的做法，所以最好能在熬夜后给自己一段补充睡眠的时间。在补觉时，最好能够制造一个相对黑暗的环境，可以选择戴上眼罩入睡，从而提升睡眠质量。

消灭黑眼圈

很多女性，一旦熬夜，脸色便会因此而变得十分暗淡，同时还会出现严重的黑眼圈。对此，可以用棉布包些茶叶，敷在眼睛上，然后躺下休息。10～15分钟以后，用清水将眼睛清洗干净，涂上眼霜即可。

熬夜后泡杯枸杞茶

在熬夜之后，可以选择饮用一些对身体有益的茶类。比如，可以起到安神养眼作用的枸杞茶。将一小把枸杞和3～4粒大枣一起放入玻璃杯中，以开水冲泡服用,或者用水煮沸后服用。如果熬夜后口干舌燥得很严重，或者火气很大的话，可以另外加入1～2朵白菊花一起冲服；注入开水后不要立即服用，要等到枸杞和大枣在水中得到充分浸泡之后再喝，这样效果才会更好；在冲泡之前，可以将大枣事先剪开。

通常情况下，皮肤在晚上22：00～23：00的时间段内会进入保养状态。这个时间段是人们就寝前的准备阶段，身心放松，神情安静，这时乃是皮肤吸收养分的好时机。有条件的晚睡族，在这段时间里，一定要进行一次皮肤清洁和保养。用温和的洁面用品清洁之后，涂抹一些保湿营养乳液。这样，即使晚睡，皮肤也能够得到充足的养分和水分。

吃早点也是一门学问

快餐早餐——中式油炸早餐、西式早餐

很多人在早餐的时候偏爱中式油炸食品，如油条、煎炸饼类等，西式的汉堡包加咖啡或者牛奶、红茶。

中式早餐吃油条、煎炸饼类，一般是我们从小的一种习惯，但是油条是高温油炸食品，跟烧饼、蛋饼、煎饺等一样都有油脂偏高的问题。食物经过高温油炸之后，营养素会被破坏，还会产生致癌物质；而且油条的热量也比较高，油脂也难消化，再加上豆浆也属于中脂性食品，这种早餐组合的油脂量明显超标，不宜长期食用。

而西式早餐除了热量高之外，营养也很不均衡，缺乏维生素、矿物质等。用西式快餐当早餐，午餐和晚餐必须食用低热量的食物。另外，这种西式早餐存在营养不均衡的问题，热量比较高，但却往往缺乏维生素、矿物质、纤维素等营养。

尤其是对女人而言，长期食用油炸食品，体内毒素会增加，衰老会加快！

建议早餐如下：如果比较钟爱油条等食物，可以控制吃的次数，例如每周一次，然后该天尽量吃清淡的午餐和晚餐；如果喜爱西式早餐，可以增加水果或蔬菜的摄入量，保持营养均衡，但也不可多吃。

早餐再利用——剩饭、剩菜加工而成

早餐再利用包括剩饭菜，或剩饭菜炒饭，剩饭菜煮面条，等等。

不少家庭的“妈妈”都会在做晚饭时多做一些，第二天早上给孩子和家人做炒饭，或者把剩下的饭菜热一下。这样的早餐制作虽然方便，但是一点都不健康。

据科学测定，有些隔夜菜特别是隔夜的绿叶蔬菜，非但营养价值不高，还会产生致病的亚硝酸盐。

炒熟后的菜里有油、盐，隔了一夜，菜里的维生素都被氧化了，使得亚硝酸含量大幅度增高，进入肠胃后变成亚硝酸盐，亚硝酸盐虽然不是直接致癌的物质，但却是健康的一大隐患。亚硝酸盐进入胃之后，在具备特定条件后会生成一种被称为NC（N-亚硝基化合物）的物质，它是诱发胃癌的危险因素之一。尤其是在天气热的时候，隔夜的饭菜受到细菌污染，会大量繁殖，很容易引发胃肠炎、食物中毒。

尤其是一些高蛋白高脂肪的剩菜，更是吃不得。空气中的有害细菌会在2小时内附着在剩菜上开始繁殖，大家都知道蛋白质和脂肪在细菌的作用下，大部分都会产生有害物质，如硫化氢、胺、酚等，这些物质对人体有害。

建议早餐如下：吃剩的蔬菜尽量别再吃；把剩余的其他食物做早餐，一定要保存好，以免变质；从冰箱里拿出来的食物要加热透。

“营养”早餐——水果、蔬菜、鸡蛋、牛奶等营养食物，但没有主食

这类早餐一般很受女性欢迎，因为主食是热量的主要来源，而热量则是苗条女性与减肥人士的天敌……所以，各种高营养的食物都要吃，而热量则要减少。

很多人都错误地认为主食仅仅提供热量，跟营养挂不上钩，其实糖类也属于营养的范围，而且对人体极为重要。因为没有足够的热量供给，人体就会自动分解释放热量。长期不吃主食，会造成营养不良，并导致身体各种功能的削弱。另外，酸奶和西红柿、香蕉、雪花梨、李子、杏等口味上呈酸性的水果和粗纤维的水果，都不宜空腹食用。

建议早餐如下：增加面包、馒头等主食，这类谷类食物可以使人体得到足够的糖类，还有利于牛奶的吸收。对于想减肥的女性而言，全麦食品是个不错的选择。

零食早餐——饼干、巧克力等

许多人在拿零食当早餐时，一般会选择干食，例如饼干、巧克力等。但是，人体经过一夜的睡眠，消耗了大量的水分和营养，清晨已处于半脱水状态，且各种消化液分泌不足，吃干食会难以吞咽，对食物的消化和吸收也不利。单纯以谷物食品和面包为主的早餐会导致人在一天中精力不足。因为糖类虽然使人在短时间内充满能量，但很快会再次感到饥饿，临近中午时血糖水平会明显下降。另外，如果早餐吃零食也不能够给身体补充足够的营养素。

建议早餐如下：增加牛奶或者豆浆作为早餐与饼干或巧克力一同食用。

运动型早餐——边走边吃的早餐

上班一族的早晨都是在匆忙中度过的，尤其是住处离单位较远的人，早餐往往都在路上解决。小区门口、公交车站附近卖的包子、茶蛋、肉夹馍、煎饼果子等食品，是他们的第一选择，买上一份就边走边吃……

边走边吃对肠胃健康不利，不利于消化和吸收；另外，街头食品往往存在卫生隐患，有可能病从口入。一个边走边吃的女人也是很不雅观的。

建议早餐如下：如果选择街边摊食品做早餐，一是要注意卫生，二是最好买回家或者到单位吃。尽量不要在上班路上吃早餐，以免损害健康。

饭前一碗汤，气死好药方

“饭前一碗汤，气死好药方。”这句流传很广的谚语充分肯定了汤饮的重要性。从人的口腔、咽喉、食管到胃，就像一条长长的管道，是食物的必经之路，在吃饭之前，如果先喝几口汤，就好像给这条必经之路加了点“润滑剂”，食物就能顺利下咽，从而防止干硬的食物刺激消化道黏膜。

在吃饭时，不时喝点汤水也是有益的，可以稀释和搅拌食物，从而有助于胃肠对食物的消化、吸收。如果饭前不喝汤，饭时也不进点汤水，在饭后就会因胃液大量分泌使体液丧失过多而口渴。感到口渴才喝水，就会冲淡胃液，影响食物的消化、吸收。

研究发现，养成饭前或吃饭时不断喝点汤水的习惯，可以有效地减少食管炎、胃炎等疾病的发生。资料表明，常喝各种汤、牛奶、豆浆的人，消化道也最容易保持健康状态。

现在流行减肥，减肥的最好方法就是“少吃多运动”。也就是说，减肥的最好办法就是通过调控主食量来控制体重。在调控主食的同时，再增加适量运动，这是最经济最有效的减肥方法。“饭前喝汤，苗条健康”，其道理就在这里。饭前喝汤，汤流到胃里，通过迷走神经反射到脑干的食欲中枢，食欲中枢神经的兴奋就会下降，饭量可以减少1／3。如果没有汤，拨点菜用开水一冲，先喝掉，食欲也会下降。喝汤之后，吃饭的速度就会降下来，细嚼慢咽，就能少吃不少东西。

饭后喝汤，越喝越胖。因为吃饱饭再喝汤，胃被撑得很大，加上汤里有很多脂肪，热量高，所以饭后喝汤就会越喝越胖。

常见汤的营养价值

汤的种类很多，用不同原料制成的汤，具有不同的养生保健作用。

鸡汤：鸡汤味道鲜美、营养丰富。鸡肉中的一些氨基酸溶解在汤里，常适量喝些鸡汤，对于消化能力差的产妇和病人尤其有益，还对支气管炎和感冒有一定的疗效。鸡汤是气血虚弱、产后体弱者的营养佳品，正常人食用也能加强营养、增强食欲。

骨头汤：猪骨含有一定量的钙质。将其砸碎加点醋熬汤，有助于钙质溶解在汤中，给小孩喝可预防佝偻病。用牛骨熬汤，其药用价值高于猪骨汤。骨中含有的磷脂质和磷蛋白，是大脑所不可缺少的营养物质。骨中还含有骨胶原类黏蛋白、弹性硬蛋白，具有抗衰老作用。人衰老的根本原因是骨髓功能衰退，而骨髓老化是由于缺乏类黏朊和骨胶原。故常喝骨头汤，有助于缓解人体组织的老化，达到壮骨美容的目的。

蔬菜汤：新鲜蔬菜含有大量的钾、钠、钙、镁和叶绿素，这些物质溶于汤中，饮用后可使体液保持在正常的弱碱性状态，能防止血液酸化从而减少疾病发生。常适量喝些蔬菜汤，还能促进人体内细胞里沉积的污染物或毒素随大小便一同排出体外。

面汤：面汤中溶解有大量的卵磷脂。这种物质被人体肠黏膜吸收后，可进一步转化为乙酰胆碱，补充大脑神经细胞的传递介质，从而强化人脑的记忆力，并有助于防治老年痴呆症。

大米汤：米汤中有丰富的B族维生素、淀粉等营养成分，不仅是消化不良、胃病、腹泻、失水等患者的食疗佳品，而且还有丰润肌肉、美白肌肤的作用。

八分饱，女人25岁后的养生之道

女人一过25岁，对生命始终怀有危机感和高要求的完美主义者也就该适时开展养生的活动了。正如女人是在发现了脸部第一条来历不明的皱纹之后才开始正式地一门心思钻研美容保养之道，很多女人都是在骤然降临的危机感驱使下开始了养生历程。

吃饭八分饱可延年益寿

在中国民间有“少吃香，多吃伤”和“饥不暴食，渴不狂饮”的谚语。《寿亲养老新书》有言：“尊年之人，不可顿饱。”《黄帝内经》强调：“饮食有节……故能形与神俱，而尽终其天年，度百岁乃去。”这些都是长寿者的经验总结。

八分饱，肠胃好

吃饭的时候，八分饱的感觉是最舒服的。因为人们在吃饭后，身体中的大部分血液会集中到肠胃来帮助消化吸收，而在此期间大脑是处于缺血缺氧状态的。如果是暴饮暴食，不自觉地加餐，吃到十成饱，或者一餐吃了相当于2～3餐热量的食物，势必会给肠胃造成负担，从而引起各种各样的肠胃病。

因此，吃饭一定要把握好饮食的“度”，不要遇到喜欢吃的食物就控制不住自己，如果偶尔吃得过饱，饭后半小时后，一定要进行一些必要的体育运动，消耗掉多余的热量，防止其转化为脂肪。

充分咀嚼显年轻

吃饭细嚼有益健康。现代医学研究发现，在人的唾液中除了有99.4%的水以外，还有很多对人体有益的物质，如钾、钠、钙等和蛋白质、抗体黏液素及各种酶类。其中，还含有一种叫作腮腺激素的物质，它能防止人体衰老，保持年轻。

人们在充分咀嚼食物时，牙齿用力会带动咀嚼肌的运动。随着咀嚼肌的运动，带来的刺激会使血液源源不断地输往脑部，大脑中的氧分和葡萄糖也随之增多起来。这样一来，就会使大脑中的激素分泌增多，锻炼大脑活性，保持思维清晰，提高记忆力和学习能力，防止大脑老化。

如何做到“八分饱”？首先要有毅力，面对山珍海味不动摇，在还稍有饥饿感的情况下，毅然离开饭桌。在下一顿该就餐时确实有饥饿感了，这就说明你脾胃好，有食欲。

饭前先喝汤或喝稀饭会提前产生饱腹感，有助于防止暴饮暴食。肥胖身材的人常食欲亢进，暴饮暴食，这是因为脂肪细胞可以分泌促进食欲的物质，精美的食品又可刺激食欲，越吃越馋，使胃的体积越撑越大，较难形成饱腹感，所以越吃越多，形成恶性循环。

中医有“胃有伏火，消谷善饥”一说，也认为食欲太好是病态。吃八分饱的原则应以自身的状况为基础，灵活掌握。有些患者营养缺乏，肿瘤晚期出现恶液质、低蛋白质血症等营养明显不足者，则不提倡必须吃八分饱。

有人曾做过这样的实验：一组大鼠限制饮食，只给吃八分饱，一组大鼠自由取食，随便吃。结果发现，只吃八分饱的大鼠寿命比较长。美国人用蠕虫、白鼠、老鼠和猴子做实验，把它们摄入的食品减少30%的热量，则它们的寿命比普通饮食的同类长30%。观察人类，长寿者肥胖的少。广西巴马瑶族自治县位于南宁北郊山区，经济欠发达，但却是长寿县，年逾百岁者很多见。他们的养生之道之一就是吃饭只吃八分饱，而且经常素食。当然，长寿的后天因素还有很多，养生之道的方法也不少，但长寿者们食不过饱，只吃八分饱的习惯是值得仿效的。

在一定程度上限制热量的摄入会延长寿命的原因，还有待更深入的生理学研究。有人设想，当身体感到提供的热量有限时，新陈代谢的速度便会放慢，用以储备一定的能量。新陈代谢减慢，人体有毒产物和废料的产生也少，自身吸收的数量和解毒的负担也会减少，从而减少了旺盛的代谢和亢奋的生理过程。机体在相对较低水平代谢过程中运转，分解代谢相对减少，从而获得寿命的延长。自然，这些假说有待进一步验证，动物实验的结论也不一定完全符合人类，但是吃八分饱长寿的启示还是值得重视和探讨的。

晚餐偏素，减肥又睡得香

晚餐一定要偏素，以富含糖类的食物为主，而蛋白质、脂肪类食物吃得越少越好。

大多数家庭晚餐准备时间充裕，菜肴丰富，其实这样对健康不利。晚餐时吃大量的肉、蛋、奶等高蛋白食品，会使尿中的钙量增加，一方面降低了体内钙的贮存，诱发儿童佝偻病、青少年近视和中老年骨质疏松症；另一方面尿中钙浓度高，会使患尿路结石的可能性大大增加。

另外，摄入蛋白质过多，人体吸收不了就会滞留于肠道中，发生变质，产生氨、硫化氢等毒素，刺激肠壁诱发癌症。若脂肪吃得太多，会使血脂升高。研究资料表明，晚餐经常吃荤食的人比吃素食的人血脂要高2～3倍。糖类可在人体内生成更多的血清素，起到镇静安神的作用，对失眠者尤为有益。

晚餐避甜防肥胖

晚餐和晚餐后都不宜经常吃甜食。国外科学家曾对晚餐摄入白糖者进行研究发现：虽然摄取白糖的量相同，但摄取的时间不同，会产生不同的结果。这是因为肝脏、脂肪组织与肌肉等的糖类代谢活性在一天中的不同阶段会有不同的改变。摄取白糖后立即运动，就可抑制血液中中性脂肪浓度升高，而摄取白糖后立刻休息，结果则相反，久而久之会使人发胖。

晚餐适量睡得香

与早餐、中餐相比，晚餐宜少吃。在晚间无其他活动或进食时间较晚的情况下，如果晚餐吃得过多，可引起胆固醇升高，刺激肝脏制造更多的低密度与极低密度脂蛋白，诱发动脉硬化。长期晚餐过饱，反复刺激胰岛素大量分泌，往往造成胰岛素B细胞提前衰竭，从而埋下糖尿病的祸根。

晚餐过饱会使胃鼓胀，对周围器官造成压迫。胃、肠、肝、胆、胰等器官在餐后的紧张工作会传送信息给大脑，引起大脑活跃，并扩散到大脑皮质其他部位，诱发失眠。

女人保持年轻的饮食秘密

毋庸置疑，每个女人都希望拥有不老的容颜，然而，生育以及家务操劳会在女人的容颜和身体上平添许多岁月的痕迹：女人必须面对这样一个事实——我不再年轻了。但实际生活中，仍有许多40多岁的女人依旧妩媚动人，令人羡慕。饮食专家认为，这是良好的饮食习惯为她做出的贡献。

令女性保持年轻的3个饮食秘密

女性衰老大都是由激素分泌失调所致，而据临床证实，许多女性激素分泌失调是摄入过多的雌酮导致的。因此，如果适当摄入有助控制雌酮水平的食物，并确保饮食能够全面平衡激素分泌，那么，激素分泌失调问题就可以迎刃而解，衰老将不再困扰女性，年轻将不再是奢望。下面，我们就来看一下保持激素分泌平衡的秘密饮食方案吧。

1．多食蔬菜和水果

蔬菜和水果虽为素食，但对于平衡饮食结构却非常重要。因为蔬菜和水果中含有大量营养物质，包括维生素、矿物质、抗氧化剂和植物纤维等。其中，维生素和矿物质对维护人体健康至关重要，因为这些物质可以增强身体抵抗力，增强身体自愈能力，相当于身体的“保健工具”，可以进行自我治疗和恢复。这种能力有助于女性保持身心健康，焕发光彩，永葆青春。新鲜的蔬菜和水果是最佳的选择，并且最好选择绿色食品，即使无法买到新鲜蔬菜和水果，速冻蔬菜和水果也要优于罐头制品。

2. 多食含抗氧化剂食物

除了上述提到的营养优势，蔬菜和水果还能为人体输送抗氧化剂。而抗氧化剂能够保护机体不受自由基的侵害。事物都有两面性，一方面，氧气是人类生存不可或缺的成分，但另一方面，氧气也可以将其他物质“氧化”，形成自由基。自由基是一个非常复杂的概念，这里我们只考虑它对人体的影响，简单来讲，自由基是一种非常不稳定的原子，会大大加速人体衰老速度。

在日常生活中，自由基离我们并不遥远，生活环境、习惯和饮食方式都决定着一个人体内自由基的数量。比如，各种环境污染、吸烟、喜食油炸或烧烤食品、紫外线照射等，都易形成自由基。自由基与人体许多疾病有关，包括癌症、冠心病、早衰等。自由基通过破坏健康细胞来加速人体衰老进程，并破坏细胞核中的DNA，从而使细胞发生病变甚至是癌变。

不过，通过食用含抗氧化剂的食物，可以大大降低体内自由基的数量，从而延缓衰老，拥有年轻的身体。其中，维生素A、维生素C、维生素E，以及微量元素硒和锌等，均属于抗氧化剂。这些成分大多蕴藏于下列食物中：

维生素A——橙子等黄色水果；胡萝卜、南瓜等蔬菜；鱼等。

维生素C——水果（尤其是柑橘类水果）；绿叶蔬菜如花椰菜、菜花等；浆果类如草莓、蓝莓、覆盆子等；薯类蔬菜如马铃薯和甜薯等。

维生素E——坚果、种子、鳄梨、蔬菜油、鱼油等。

硒——巴西果、金枪鱼、卷心菜等。

锌——南瓜、葵花子、鱼、杏仁等。

3. 多食含多糖的食物

众所周知，糖类可以为人体提供能量，但人体究竟可以吸收多少能量，则完全取决于所食用的糖类食品的种类。糖类主要包括淀粉和麦芽糖，其中，既有单糖，也有多糖。糖类结构越复杂，人体从中获取的能量持续时间就越长，人体保持活力的时间也越久。

单糖属于精制糖类（不包括水果），人体如过多食用精制糖类则百害无一利。精制糖类也包括去掉大部分营养成分的白面制品。而多糖和精制糖类对人体的作用差异显著。前者不仅能防止人体疲劳，平衡人体血糖浓度，还能有效降低胆固醇，并维持人体激素分泌的平衡，从而延缓衰老，是女性保持年轻的法宝。

营养早餐让青春永驻

瑞士穆兹利——选择一种质量上乘的无糖穆兹利，食用前在苹果汁或橘子汁中浸泡一晚。

燕麦粥——购买有机燕麦加水熬成粥，上面放些亚麻籽、葵花子或者芝麻，另外，也可以在其上加一汤匙无糖果酱或糖枫汁。值得注意的是，芝麻等坚果最好研磨成碎末，否则它们可能会穿肠而过，不易被人体吸收。

玉米片——选购有机玉米片，根据个人口味，可加入苹果汁增加甜味，并辅以无污染的有机豆奶、牛奶或者羊奶。

全麦面包——根据个人口味，可辅以无糖果酱或柠檬酱。应选择不含防腐剂山梨醇的纯天然果酱。

新鲜的有机酸奶——可以辅以水果，如香蕉或草莓。

干果——食用前最好浸泡一晚。值得注意的是，选购时应留意所买干果是否含有二氧化硫等添加剂。

生活中的养颜小窍门并非遥不可及：首先，西红柿作为一种红色果蔬，其所含的抗氧化西红柿红素可抵御太阳中紫外线的侵害，对保护皮肤大有好处；此外，三文鱼、鲱鱼、鲭鱼、沙丁鱼以及亚麻籽是脂肪酸的主要来源，这种成分可以减缓皮肤衰老进程；最后，就连我们每天喝的水也不容小视，每天一定要保证足够的饮水量，因为水能促进消化排泄，如果体内水分过少，会使皮肤黯然失色。

咖啡虽味美，女性须慎饮

咖啡成为越来越多人的新宠，饮用咖啡成为许多人的习惯。可是“咖啡危害多，不可过饮”，对于女性来说更是如此。

咖啡虽然有提神的功效，可是女性饮用咖啡有下面的健康隐患。

易患不孕症

研究人员统计发现，每天饮1杯咖啡的妇女比不饮咖啡的妇女易患不孕症。有关专家曾调查了有饮用咖啡习惯的104名妇女，其中约有50名妇女不易受孕。

增加心肌梗死的危险性

美国波士顿大学公共卫生学院的医学家们通过对858例在45～69岁首次患心肌梗死的妇女和858例从未患过心肌梗死的妇女进行了为期4年的研究。结果表明，每日饮5杯或更多的咖啡，可使妇女患心肌梗死的危险性增加70%，而且危险性随着饮用咖啡数量的增加而增加。

易引起骨质疏松症

美国加利福尼亚大学的研究者对980名50～98岁的妇女进行了调查研究。结果发现，每天饮2杯以上咖啡而不饮牛奶的妇女，不管年龄、肥胖程度如何，其髋骨、脊椎骨的骨密度都会降低，且降低的程度与养成饮用咖啡习惯的时间长短和饮用量的多少有关。这是因为咖啡因能与人体内的游离钙结合，并经尿液排出。游离钙的减少必然引起结合钙的分解，从而导致骨质疏松。

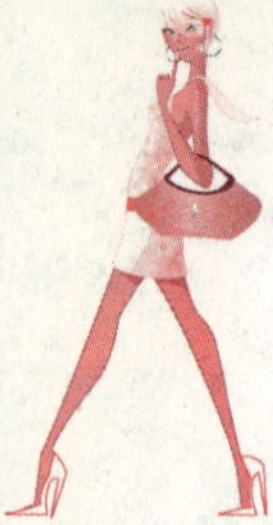

孕妇饮咖啡对胎儿不利

早在20世纪80年代初，美国食品与药品管理局的考林博士即在实验中发现，每天给怀孕的小白鼠按比例饲喂相当于成人饮12～24杯浓咖啡量的食物后，妊娠鼠就会生出畸形的小鼠。因此，孕妇应暂停饮用咖啡。

易引起妊娠高血压综合征

这种高血压症状是孕妇特有的一种疾病，患者表现为水肿、高血压和蛋白尿，如不及时治疗，可危及母子安全。据澳大利亚一项研究结果表明，每日只饮几杯咖啡就会升高血压。

易引起糖尿病

芬兰和美国的研究人员通过调查分析发现，这两个国家都是消费咖啡最多的国家，其结果是，这两个国家中糖尿病的患病率也最高。其中，芬兰人的咖啡消费量居世界之首，该国的糖尿病发病率也是世界上最高的。其他北欧国家的咖啡消费量也大，患糖尿病的人数也多。相反，日本人的咖啡消费量在世界上是最少的，糖尿病患者也最少。研究者分析认为，咖啡饮料中含有的咖啡因，可以透过胰脏沉积到胎儿组织中，尤其是胎儿的肝脏、大脑，使出生后的婴儿患糖尿病的可能性增加。

咖啡加牛奶对健康无益

适量饮用咖啡（每天不超过2杯）对心脏和大脑有好处。富含钙的牛奶则是令骨骼坚固的上佳饮品。然而把牛奶和咖啡掺在一起长期饮用，则会对肝造成损害，因为这种混合会产生一种不太稳定且难以消化的乳状液。这种乳状液在体内存留时间过长会产生毒素，危害肝脏的健康。

快餐不可常吃，宴席不可常去

健康的身体是建立在科学的饮食基础之上的，容颜迅速衰老、严重的营养不良、肥胖等多种疾病真正的杀手其实往往是饮食不科学。尤其是职业女性，一定要注意快餐不可常吃，宴席不可常去。

很多年轻的上班族往往把汉堡、薯条、可乐作为自己的早餐。可是，我们享受着美味的同时，健康也正在悄悄地溜走。垃圾食品虽然口感好，但它们的高热量、高糖分、高胆固醇和低营养却如同垃圾一样进入我们的体内。深居简出的上班族如果长期食用就会引起营养不良等多种疾病。在世界卫生组织公布的全球十大垃圾食品及其危害中，大多数食品是上班族的最爱。如果你是一个热爱快餐的人，你就要尽量少吃油炸类食品。

很多快餐之所以对人体有害，是因为在油炸过程中往往会产生大量的致癌物质，同时它们破坏了维生素，使蛋白质变性，经常进食易导致肥胖。来自英国伦敦的营养学家安德鲁·普伦蒂斯曾在20世纪90年代中期做过一个试验，他让两组志愿者对他们喜欢吃的东西想吃多少就吃多少。结果两组试验者的体重差别极其之大，吃低热量食品的志愿者体重下降，而吃高热量食品的志愿者平均每天增加了65克的多余脂肪。

如今，普伦蒂斯经研究也表明，市场上很多类似汉堡这样的快餐食品所含热量远远超过了人体正常需要的热量。普伦蒂斯说，如果一个人平均每周吃200克的快餐食品（相当于一个汉堡），他一年就能增加8千克的多余脂肪。普伦蒂斯说，人们吃东西时可能会尝出低热量食物和高热量食物味道的不同，但我们的身体是感觉不到这种差别的，它还会像吃低热量食物一样对其加以吸收。其实在国外很多人都开始拒绝快餐，即使像麦当劳这样的快餐巨头也开始提醒人们注意快餐的危害了。

2002年10月，“孩子们在麦当劳就餐一星期最好不要超过一次”成为了法国一家麦当劳的广告词。这则新闻令世人颇感惊诧，这与麦当劳砸自己招牌又有何异？为此，麦当劳美国总部大为光火，发言人立即向社会解释，“法国麦当劳”言论无权代表公司主张。当年美国工人西泽因健康原因将美式快餐（包括麦当劳和肯德基）告上法庭一案，更是让欧美一些国家认识到快餐的危害。

职业女性除了爱吃快餐外，夜宴也是她们的最爱。很多人在下班后往往要出席很多宴会，科学的饮食是晚餐要吃少，如果夜宴吃得太多也是不利于健康的，它会带来很多的危害。

在宴会中人们往往会吃到很多海鲜，比如说三文鱼、象拔蚌、鲈鱼、乌鱼、生鱼片、蛇、龟、蟹等，这些都是办公室一族商务宴请时的首选食物，寄生虫和致病菌都存在于这些食物中，再加上厨师们为了追求味道的鲜美，烹调往往不够充分，很容易导致疾病的产生。

其次在晚上吃得过于丰盛也是有害的。因为晚上体内各种脏器活动降到最低限度，各个系统处于休息状态，能量消耗减少到基础代谢的水平，消化能力大为降低。如果晚上吃得过饱，很多食物就得不到消化，容易堆积，导致肥胖。

红酒似乎天生就是属于女人的，爱喝红酒的女人似乎多了一种韵味。要发挥红酒的瘦身效果，最好在睡前饮用。含有少量酒精的红酒可以辅助睡眠，更能缓慢升高身体的温度，让本来新陈代谢缓慢的夜晚也能参与脂肪的燃烧代谢，红酒中的葡萄多酚还能舒缓身体压力，有效抑制压力性的暴饮暴食。选对时间喝才能使效果更显著。

当你在劳累了一天之后，享受一下红酒带来的愉悦吧。醇香馥郁的红酒能让美丽肌肤永葆迷人光泽，也能让你的生活得到调节。

请扔掉“爱生气”的坏毛病

现代生活的节奏越来越快，人们的压力也因此而变得越来越重，很多人会由于承受不了过大的压力而生气。“气大伤身”，气淤积在身体里面，会产生无数的毒素来危害健康。因此，爱生气的人是不健康的。为了自己的美丽和健康，女人，请扔掉“爱生气”的坏毛病！

爱生气的女人不健康

俗话说：“笑一笑，十年少，愁一愁，白了头。”如果生气所带来的不良后果只是“白了头”，那么还有染发剂可以应付。关键是，生气往往会给人体造成多方面的损伤，导致多种疾病的发生。虽然人人都知道生气有害健康，但具体会引发哪些疾病，却鲜为人知。女性生气会引起以下八种疾病。

1. 令皮肤长出色斑

医学专家曾对脸上长有色斑的女性进行了一项调查研究，结果显示，当她的情绪处于低谷时，任何药物对色斑的治疗都显得不尽如人意，而当其中一些女性的人际关系得到改善时，她的色斑便可以不治自愈。“当人生气时血液大量涌向面部，这时的血液中氧气会减少、毒素会增多。而毒素会刺激毛囊，引起毛囊周围程度不等的深部炎症，就会产生色斑等皮肤问题。”医学人员分析道。为了远离烦人的色斑，一定要学会调节自己的情绪。在感到不开心时，可以选择将双腿分开，吸气，双手平举。用这个姿势把身体状态调整好，将毒素排出体外。

2．引起胃溃疡

女性在生气时，脑细胞的工作会因生气而变得紊乱不堪，从而引起交感神经兴奋，而且直接作用于心脏和血管上，使胃肠中的血流量减少，蠕动减慢，食欲变差，严重时会引起胃溃疡。同时，还可能会造成咽不下食物的后果。此时，可以选择轻轻地来回按摩一下胃部，以缓解不适。

3．加快脑细胞衰老，加速皮肤老化

女性生气会使脑细胞衰老的速度加快，从而减弱大脑功能。由于大量血液涌向大脑，会使脑血管的压力增加。这时血液中含有的毒素最多，氧气最少，对脑细胞来说不亚于毒药，而且还会刺激面部肌肤，加速皮肤老化。愤怒时思维会变得混乱，就是大脑缺氧的明证。

4．令心肌缺氧

在每次生气时，无一例外都会引起心跳加速、心脏的收缩力增强、血压升高以及血液变黏稠等症状。大量的血液冲向大脑和面部，会使供应心脏本身的血液减少而造成心肌缺氧。心脏为了拥有足够的氧供应，只好加倍工作，一通乱蹦，心跳变得更加不规律，进而危及生命。此时，应尽量用微笑来缓解不良情绪，回忆令人感到欣慰的往事，以便促进血液量趋于均匀，使心脏跳动节律恢复正常。

5．伤肝

在生气的时候，机体会自动分泌出一种叫作“儿茶酚胺”的物质，它作用于中枢神经系统，会使血糖升高，脂肪分解加强，血液和肝细胞内的毒素增加。女性此时最好立即喝一杯水，因为水可以促进体内游离脂肪酸的排出，从而最大限度地减小它的毒性。

6．引发甲亢

女性经常生气会造成内分泌系统紊乱，致使甲状腺分泌过多的激素。甲状腺是身体中参与新陈代谢的重要器官，当你感觉到热血沸腾的时候就是甲状腺受到刺激了，久而久之会引发甲亢。为了防止甲亢的发生，女性将要生气之时，不妨放松心情坐下来，闭眼，深深吸气，低下头，将下巴紧紧抵住胸骨，然后慢慢抬起头呼气。如此反复做几次，气自然会被消解掉。

7. 伤肺

女性情绪波动较大，在情绪冲动之时，每分钟流经心脏的血液量会猛然增多，因此，对于氧气的需求量也会增加很多，肺的工作量骤增。同时由于激素作用于神经系统，使得呼吸急促，甚至出现过度换气的现象，肺泡不停地扩张，没时间收缩，也就得不到应有的放松和休息，从而危害肺的健康。女性可以专注地、深而缓慢地呼吸5次，感受吸进呼出的空气的温度变化。通过这样的方式进行呼吸，可以使肺泡得到休息，充足的氧气还能够使大脑状态得到改善，很快冷静下来。

8. 损伤免疫系统

女性在生气时，大脑就会促使身体产生一种由胆固醇转化而来的皮质固醇。皮质固醇是一种压力蛋白，如果在身体内积累过多，就会阻挠免疫细胞的运作，使身体的抵抗力大大下降，甚至会让免疫系统出现错乱，去攻击人体正常细胞。此时，可以回忆一下自己过去所做过的善事，从而进入一种身心合一的状态。

小心生气危及生命

据医学家公布的一项长期研究结果证明，人确实可能会被气死，特别是女性。研究表明，生活中有的人会突然死于悲伤、惊吓或生闷气，通常是因为思想或者感情方面受到了重创，从而引起大脑以及心脏病理的改变所导致的。

在我们的大脑之中，存在着一个与心脏和心理状态及情绪密切相关的部位，叫作“脑岛皮层”。科学家在分析比较之后发现，如果脑岛皮层受到的刺激持续几个小时，就会导致某些功能的失常，进而使心肌受到损伤，引起突发性的心室纤维颤动，甚至会造成死亡现象的发生。

聪明的女人，要注重调节情绪。科学家们的这个重大发现，向我们揭示出了有些人因遭到意外、不幸等突发事件而丧失生命的奥秘。由此可见，恶劣的心理状态和强烈的不良情绪，对人的大脑皮层会产生极大的有害刺激，同时会迅速改变大脑对于人体心脏的控制，严重损害心肌功能，扰乱心律，进而危及生命。《三国演义》中周瑜先是受了箭伤，在休养的过程中又受了诸葛亮的“恶气”，无法排解，活活地被气死了。因此，一定要做个聪明的女人，莫因生气而使自己努力已久的养颜“长征”半途而废。

女性如果经常处于生气的状态之中，那么疾病以及容颜都会因此而大受影响。怒伤肝，肝伤了，就更易怒。因为肝这个器官主情志，喜疏泄，不能有郁积之气。肝郁气滞必然血行不畅，也就容易引发女性常见的血瘀症，使人面无光泽，生粉刺及黄褐斑，所以黄褐斑也叫肝斑。同时还会引起乳房胀痛、痛经及生殖系统的囊肿。肝郁还会直接影响到脾胃功能，使得脾胃变差，以致气血无法起到滋养面部的作用。久而久之，便会由“小美女”变成“黄脸婆”。

慢生活，享受生活的乐趣

快节奏的生活给健康带来了很大的威胁，让生活节奏慢下来才能更好地从繁重的工作中解脱出来，享受生活带给我们的乐趣。

随着“慢”的追随者越来越多，欧美社会逐渐受到这股潮流的影响，开始崇尚“慢”。“慢”的理念已经渗入到欧美社会的各个角落。时间研究员、时间经理、抗紧张培训班等闻所未闻的名词不断出现，在美国，甚至出现了一个“放慢时间协会”。

也许我们早已习惯了快节奏的生活，可是当快节奏带来的一系列健康隐患开始在自己身上表现出来的时候，我们就真应该考虑一下过慢节奏的生活了。慢节奏的生活可以从以下几方面来实现。

慢餐饮

慢节奏生活的支持者们反对快餐。认为应该在轻松的环境下吃精心烹制的食品，讲究饮食的营养搭配和制作工艺，从头到尾地享受食物带来的乐趣。

慢工作

为了对抗现代工作的快节奏，崇尚慢节奏生活的人把办公室搬到了家里，形成“慢工作”的工作方式。在法国，3%的企管人员在家办公。这样不仅没有耽误工作，而且还简化了人事管理。此外，“慢一族”还强调花更多的时间处理一件事，而不是在不同的事之间周旋。

慢读书

“细嚼慢咽”地读书可以完全沉浸在书籍的氛围中，给予细节更多的关注，这样做不仅阅读效果好，也能够带来更多心灵上的愉悦。

慢运动

如今，无论是在忙碌的美国还是浪漫的澳大利亚，一种“每天一万步”的健身方法相当流行。医学研究表明，每天步行1小时以上的男子，心脏局部缺血症的发病率比很少参加运动的人低80%。中医认为。脚掌是人体的“第二个心脏”，人体的五脏六腑都与两只脚息息相关。日行万步，就等于不断地在按摩第二个心脏。那么，请试想一下，在离家还有3站地距离的时候，如果改乘车为走路，你觉得如何？或许你会不假思索地说：“又耽误了宝贵的15分钟。”但换个角度想，这15分钟里，你的全身都在运动，你所获得的远大于付出的这15分钟。

慢休闲

去迪厅蹦迪，到练歌房狂喊，这种大肆宣泄的现代休闲方式令崇尚慢节奏生活的人敬而远之。不接受任何大规模聚会邀请，而选择看一盘轻松愉快的影碟，预约一次美容护理，和家人外出野炊郊游，就是他们心目中理想的休闲方式。

慢旅行

缓慢旅行强调的并不是去哪里，而是在哪里。除了从历史遗迹入门，了解历史、宗教对当地人的影响外，还可以到街巷中去品味当地人表现在日常生活中的美感意识。缓慢的旅行更需要缓慢的步调。你可以不搭电车、巴士，而选择骑自行车或步行。你会发现，有缘接近当地人世世代代传承的幸福，是多么幸运。

慢心态

你只要记住人永远只能停留在一个时空中做一件事情和着急是于事无补的这两点，心情就会平静下来，就不会被时间“捉住”，成为时间的奴隶。

当你的脚步慢下来，自然会发现生活中的美好。

日常保健中的五个“不能等”

现在生活节奏越来越快，人们为了工作、学习常常让其他的事情等一等。其实，在日常保健中，有很多事情是不能等的，如果真的等到疾病上身，那时我们就后悔莫及了。

1. 不能等渴了再喝水

水是维持人体生命活动正常运转和防病健身最重要的物质。摄水量不足，不但会口干舌燥、精神委靡不振，而且肝肾功能会下降，使毒性物质乘虚而入。当我们感到口渴时，往往是体内已严重缺水，为避免此种损失，应在口渴感出现之前就少量、多次地补水。

2. 不能等病了再体检

不少人认为体检是“多余的事”或“病人的事”，跟自己没关系。其实很多不易觉察到疼痛的病，如肺结核、肝炎、高血压、心脏病、癌症等，越早发现，越能尽快将疾病扼杀在萌芽阶段。

3．不能等急了再如厕

大小便是人体排泄废物、净化体内环境的重要方式，粪便中的毒素若在肠道内停留时间过长，易被重新吸收进入机体而产生毒害作用。因此，每天即使尚无急迫的便意，也应定时如厕，这有助于形成条件反射，促使排便。排尿最好每小时排1次，这样可以减少尿液中有害物质对膀胱的刺激，防止膀胱癌的发生。

4．不能等困了再睡觉

等到困倦的时候再睡觉，大脑已经处于严重疲劳的状态。为了保证睡眠过程中新陈代谢活动的顺利进行，每天应养成按时就寝的好习惯。

5．不能等饿了再吃饭

很多人没有按时就餐的习惯，而是感觉饿了再吃饭。这是一种很不好的习惯，这种做法很容易损害到肠胃，还会减弱人体的抗病能力。因为食物在胃内仅停留4～5小时，当人们感到饿的时候，胃里的食物早已排空，这时胃黏膜会被胃液进行“自我消化”，容易引发胃炎和消化道溃疡等疾病。

第十章

拥有好心态，做阳光好女人

——用“阳光”为青春保驾护航

一个人是否年轻，取决于他是否有快乐的心态。而一个人快乐与否，完全取决于他看待事物的标准，看他自己的目光是美是丑、是忧郁还是快乐。快乐的穷汉和愁容满面的老板在生活中比比皆是。

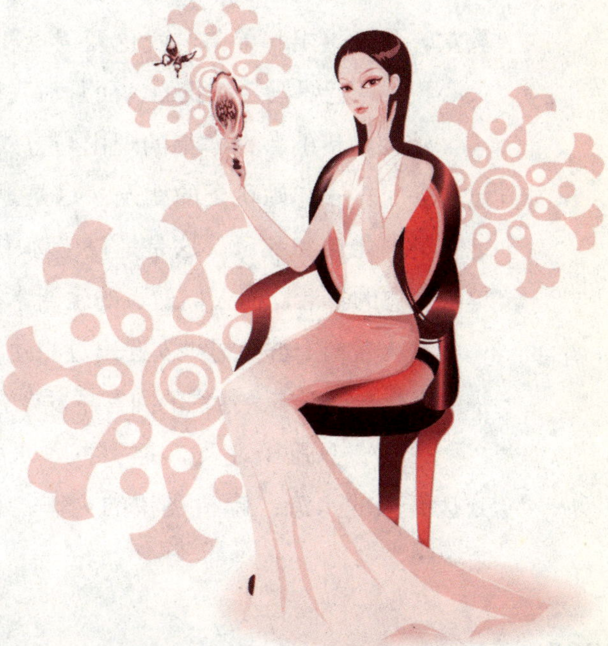

让心永远年轻

若要永远保有年轻靓丽的容颜，你就绝对不能让自己的精神变得衰老、迟钝或疲倦，不然，你就会失去青春的心，从而与年轻美貌绝缘。

一位母亲问9岁的女儿伊丽莎白：“你幸福吗？”

“是的，我很幸福。”伊丽莎白回答。

“是什么使你感觉幸福呢？”母亲继续问道。

“是什么我并不知道。但是，我真的很幸福。”

“一定是有什么事情才使得你幸福的吧！”母亲继续追问着。

“是啊！我告诉你吧！我的玩伴们使我幸福，我喜欢他们。”

“学校使我幸福，我喜欢上学，我喜欢我的老师。还有，我喜欢上教堂。我爱姐姐和弟弟，我也爱爸爸和妈妈，因为爸爸妈妈在我生病时关心我。爸爸妈妈是爱我的，而且对我很亲切。”

这便是伊丽莎白幸福的理由与方式。在她的回答中，幸福的要素都已齐备了——和她玩耍的朋友（这是她的伙伴）、学校（这是她读书的地方）、姐弟和父母（这是她以爱为中心的家庭生活圈）。这是具有极单纯形态的生活，而人们最大的生活幸福亦莫不与这些因素息息相关。

有人曾向一群少男少女提出过相同的问题，并且请他们把自认为最幸福的事一一写下来。他们的回答越发令人觉得感动，这是他们的回答：

“有一只雁子在飞，把头探入水中，而水是清澈的；船身前行而分拨开来的水流；跑得飞快的列车；吊起重物的工程起重机；狗的眼睛……”

事实上，幸福与快乐一样，都很简单，成年人之所以感觉不到幸福，不是因为幸福不存在，而是因为他们的心已老，而孩子们却因有一颗单纯的心，就能时时感觉到幸福的存在。

因此，我们要永远保持一颗年轻而单纯的心。

懂得去发现和欣赏生活中的美

喜欢在下雨的日子，撑一把小伞，在雨中穿行，踩着地上的小水洼，凉凉的感觉通过脚底透进心里，感觉特别惬意。不为别的，只为转换一下心境。

也时常在有雨的日子，端一杯香茗独坐窗前，听雨打玻璃的声音，那滴滴答答的雨声敲击着心田，那思绪透过雨雾飘远……任沉睡的记忆在心底泛滥。每一个成长历程，都可以说像是一首诗、一首歌，里面透着酸甜，也有苦和咸。正因为如此，我们更应该好好地珍惜拥有的一切，好好享受生活。

可以在有雨的日子，放下手头的工作，躺在床上美美地睡一觉，让疲惫的心享受片刻的清闲，梦中的笑容也分外灿烂。停下匆匆的脚步，“清理”一下心灵的沉疴。生命本来就不应该背负沉重的行囊，因而我们应该及时把心灵中无用的垃圾扔掉，及时给心灵减负，留下该留的，给心室腾出空间，让自己活得轻松点、快乐点，这才是最重要的。

《古兰经》里说得好：“如果你叫山走过来，山不走过来，你就走过去。”我们都应当有走过去的思想，适当转换一下自己的情绪，给生活中注入一点新鲜的血液，让麻木的神经得到放松。在清闲的时刻，我们可以去关注一下路边正在吐绿的垂柳，窗台上正在吐蕊的花朵，还有那清新的海风，山雨欲来的潮湿空气，草叶上的露珠，淡淡的薄雾。还可以在静谧的夜空下，悠闲地靠在临窗的床头，欣赏那璀璨的星光……如果你懂得去发现、去欣赏，所有的这些都会给你美的享受，你的人生也定将色彩纷呈。

其实，生活中的点点滴滴都是一道美丽的风景。

作家叶天蔚曾经这样说："在我看来，最糟糕的境遇不是贫困，不是厄运，而是精神心境处于一种无知无觉的疲惫状态。感动过你的一切不再感动你，吸引过你的一切不再吸引你，甚至激怒过你的一切不能再激怒你，即便是饥饿与仇恨，也是一种强烈让人感到存在的东西，但那疲惫会让人止不住地滑向虚无。"如果生活真的变得如此，像一潭波澜不兴的死水，那么该值得我们好好反思一下了。

有这样一则故事：

一对夫妻非常恩爱，后来丈夫突遇车祸，为了治病，妻子变卖了家里所有的财产。出院后，丈夫高位截瘫被疑为终身残障。他们的生活也由小康一下子转入捉襟见肘的境地。巨大的打击让丈夫心灰意冷，只求速死，妻子一边辛苦地工作养家，一边悉心地照顾丈夫的生活。八平方米的小屋子只有黄昏时的一个小时会有几缕阳光透过小窗照进来。每当这个时候，妻子总会坐在丈夫的床头，给丈夫讲窗外的景色：那里有一汪清澈的小泉，有别致的野花，有婀娜的垂柳，间或有几只可爱的小鸭在水上轻盈地游过……日复一日，丈夫在妻子无微不至的照料和安抚下奇迹般地康复了，当他终于可以站在窗前时，愕然发现窗外是一片丛生的杂草和半面坍塌的砖墙。那又怎么样呢？他现在已经站起来了！

我们的一生，有多少未知的际遇？对美好生活的希望，才是我们幸福的源泉。

生活是多姿多彩的，我们一定要记得时常停下我们匆匆的脚步，改变心境，放松心灵，善于发现生活中的美，才能让我们享受到生活中的美。

阳光心态，不用防晒

人生的道路上有晴天丽日，也有阴雨霏霏，有的人只看到生活中悲观的一面，看不到积极的一面。而有一种女人总是保持着阳光的心态，积极地面对生活，这样的女人才会有不衰的魅力。

拥有阳光心态的女人并不是什么都拥有，而是她对自己拥有的一切感到满足和快乐。拥有阳光心态的女人并不认为生活都是一帆风顺的，而是用积极的心态对待生活。一位哲人说：“你的心态就是你真正的主人。”生活中总会有各种各样的事情发生，没有人能预料到明天会发生什么，但是一个女人如果拥有好的心态，她的每一天都将是艳阳天，她也因此而主宰自己的命运。

有一个嗜酒如命的酒鬼，天天到酒店喝酒，而且还染上毒瘾，后来因为杀了一个酒保被判了死刑。这个人有两个女儿，年龄相差一岁。其中一个跟父亲一样有很重的毒瘾，靠偷窃和勒索为生，也因犯了罪而坐牢；另外一个女儿却与其截然不同，她担任一家大企业的分公司经理，有着美满的婚姻和三个可爱的孩子，既没有吸毒更没有不良的行为。为什么同出于一个父亲，在完全相同的环境下长大，两个人却又有着这么不相同的命运呢？当别人采访她们时，一个认为自己有这样的父亲没什么前途，而另外一个则认为有这么一个父亲是无法改变的，可是她要努力改变自己的生活。

这就是差别，心态的不同，命运也不同。在生活中，我们总是说有什么样的环境就有什么样的人生，而由这则故事可知环境并不能决定人生，而我们面对环境持有的态度却可以改变人的一生。一位名人曾经说过：播下一种心态，收获一种思想；播下一种思想，收获一种行为；播下一种行为，收获一种习惯；播下一种习惯，收获一种性格；播下一种性格，收获一种命运。可以说心态决定命运，女人的命运好坏往往取决于她的心态。

没有一个积极的阳光心态，即使再有能力的人也很难取得成功。良好心态的能量是巨大的，也是动力产生的源泉。一个女人要想幸福快乐，就要保持一个好的心态，这会让你永远看上去年轻。

胡达·克鲁丝是一个老太太，她和邻居迈克夫人是多年的好朋友。她们在共同庆祝七十大寿时，迈克夫人认为人活六十已经很难得了，自己已年届七十，是该去见上帝的年龄了。因此她决定坐在家里，足不出户、颐养天年。她为自己做寿衣、选墓地、安排后事。而胡达·克鲁丝则认为：一个人能否做什么事，不在年龄的大小，而在于自己的想法。于是她开始学习爬山，其中有几座还是世界上有名的高山。正是这位老太太在九十五岁高龄时登上了日本的富士山，打破了攀登此山年龄最高的纪录。

同样的年龄心态却不同，一个是积极的，一个却是消极的。一个采取了足不出户、安排后事的行动，结果在好多年前就去见上帝了。而胡达·克鲁丝的心态则是积极向上的，她采取了学习爬山的行动，结果创造了一项吉尼斯世界纪录。女人就应该像胡达·克鲁丝一样，不管自己有多老都要保持阳光心态。

聪明的女人不仅要外表美丽，还要有一个阳光的心态。因为人生的旅程是短暂的，快乐地过好每一天才是明智的选择。当女人有了良好的心态，就能享受生活的幸福，能够承受生活的种种压力，并有勇气挑战各种困难和挫折。善待自己，远离烦恼和痛苦，才不会让岁月的痕迹早早地爬上你的脸。

幽默，阳光女人的不老丹

幽默不仅是一种智慧，也是一种人生态度。它带给别人快乐的同时也体现了幽默者的宽容和善解人意的品性。

撒切尔夫人年轻时，父亲朋友的儿子暗恋她，这个小伙子写了一封热情奔放简直让人感到有些肉麻的情书给她，从信里的言辞可以看出小伙子的坚定和孤注一掷。但是从心底来讲，她并不喜欢他，也没有被他的这封信感动，但是她还是给这个小伙子回了一封拒绝的信，在信中她安慰小伙子说：“亲爱的，你不必太过于悲伤，我永远会欣赏你的好眼光。”这就是幽默体现了说话人的风度。

每个人都喜欢幽默的人，因为幽默的人总能把快乐传递给身边的每个人。和一个幽默的人生活在一起，是一种无与伦比的幸福。其实，幽默也是女人的一种秘密武器。它让女人走到哪里都会受到欢迎。它给人一种随和、大度的感觉，让女人随处都有朋友。朋友会被她的幽默和睿智吸引，忘记她的容貌，那种魅力是由内而外散发出来的。

幽默的女人往往有个阳光心态，因为她们是自信乐观的。她不一定会向所有的人敞开心扉，但她懂得与人分享她的喜怒哀乐，她不会把事情憋在心中，每天郁郁寡欢，她有一个健康的心态。幽默的女人必定是乐观的，她心胸开阔，哪怕是走到人生的低谷，她也会一笑而过，在她的笑声中，人们可以听出她的希望。一个心胸狭窄、思想颓废的女人是不会有幽默感的。

有一个女作家拥有很多忠实的读者，大家都很喜欢她的作品。在一次新书发布会的台下，有一个人故意找碴，便走到她面前，当着众人，很不友好地说：“你的作品写得真好，不过，请问是谁帮你写的呢？”台下的气氛顿时变得紧张起来，所有的声音都消失了，有的读者看着作家，觉得很尴尬。然而，作家并没有表现出很尴尬的神情，她也没有生气，反而面带微笑，礼貌地回答那个人，说：“你能对我的作品进行评价，这很好，不过，请问，是谁帮你看的呢？”作家幽默地回答了闹事青年的问题，也为自己赢得一片掌声。可见，很多时候幽默也能够化干戈为玉帛。

恩格斯曾经说过：“幽默是表明人对自己的事业具有信心并且表示自己占有优势的标志。”幽默的女人必定是宽容的。她不斤斤计较，她懂得与人为善。即使别人伤害了她，她也不会与人针锋相对，硬碰硬地拼个你死我活。只需一句话，就会让对方无地自容。她会与人相处。因此每个女人都要培养点幽默感。

如果你过去没有一点幽默感，那么从现在开始你就要学会幽默，从微笑做起，通过阅读书籍、观看一些幽默电影和研讨戏剧等方式来培养自己的幽默感。当然，你只能逐渐幽默起来，否则，别人会觉得有些别扭。对于女人来说，幽默感也要有所节制。有很多人在某些场合的幽默，纯粹是为了惹人笑，甚至是建立在挖苦别人的基础上，那样的女人只能说是浅薄、刻薄，不能叫睿智、可爱。

幽默是生活馈赠给女人的不老丹，它能让女人永远保持一个阳光的心态。没有幽默的智慧，不懂得自嘲，心事郁结于心，拥堵于胸，一生得不到快乐。成功女性知道幽默，知道自我开解，知道原谅，知道轻松。因此她们懂得幽默，懂得给自己的生活添加点快乐的元素。

豁达，阳光女人的护肤品

一个女人如果能克服浮躁，用豁达的心境去包容一切，微笑着面对生活的一切，那她定然是美丽的，因为一个女人真正的美丽是由心而生的。

曾经有一个男孩看见母亲哭泣，便问她为何哭泣。妈妈说：“因为我是女人啊。”男孩说：“我不懂。”他妈妈抱起他说：“你永远不会懂。”后来小男孩问他爸爸：“妈妈为什么毫无理由地哭泣呢？”“所有女人都这样。”他爸爸回答。小男孩长大后，成了一个男人，但仍旧不懂女人哭泣的原因。

最后，他向上帝请教了。上帝回答他说：“当我创造女人时，让她很特别。我使她的肩膀能挑起整个世界的重担，同时又使她柔情似水。我赋予她的耐心使她在别人放弃的时候仍继续坚持，并且无怨无悔地照顾自己的家人。我赋予她在任何情况下都爱孩子的感情，即使她的孩子伤害了她。我赋予她包容她丈夫过错的坚强和用他的肋骨塑成她来保护他的心。你看，女人的漂亮不是因为她穿的衣服，她保持的体形或者她梳头的方式。女人的漂亮必须从她的眼睛中去看，因为那是她心灵的窗户和爱居住的地方。”可见女人最美的是心灵，包容一切的心态会让你充满魅力。

豁达的心态能让人乐观，而乐观会使人增强对挫折的心理承受能力。经历过挫折的打击而能心平气和地忍下来的人都有一种切身体验：人之所以能够忍耐，是因为他对未来充满了希望。比如，生活中有的女性受到了不公平待遇，便极易产生挫折感，她本来可以找有关人士去讨个公道，可是，又怕因此会给其他人留下话柄，说她计较个人得失。为了今后的前途，她忍了，一次、二次、三次，每次忍让时她心中想的都是希望，否则，如果一个人绝望了，对未来不抱任何希望，就不会忍耐，而会破罐子破摔，自暴自弃，不去做任何努力，对一点点挫折都失去了承受能力。因此，要做个阳光女人就要学会豁达处世。

生活中有很多事让人充满烦恼，要学会豁达地看待，要相信付出就会有回报。地底下的种子从来不怀疑，总有一天它会破土而出，长成一棵幼苗，长出枝叶，并且一定会开花结果。它从来不问自己，怎么才能突破压在头上的厚厚的土层。它从不抱怨成长的过程中碰到顽固的石头和沙砾，而是不断地把自己柔嫩的芽一点一点向上顶出，透过石头和沙砾，坚韧勇敢地成长着，直到露出地面，长出枝叶，并开花结果。我们也要像种子一样，积极乐观地生活。

豁达的女人是一道亮丽的风景线。从小女人过渡到一个豁达大气的女人，是一次脱胎换骨的蜕变。她经历过情感上的敏感、细腻与脆弱后往往会从狭隘的胡同中另辟一条通道，通向一个精神与心灵的高度，她的世界也会因此而开阔起来。这时的她就像一只河蚌，当身上有了创伤，有了异物的侵入，它就会用自己的眼泪不断地把它包裹起来，用自己的心血把它变成一颗闪耀的珍珠。正是这些经历，成就一份豁达的心境。

豁达的女人对任何事物都不会纠缠不放，她更懂得取舍。她知道有时妥协并不是投降而是另一种形式的与生活的和解，而适度地放弃则使女人从纠缠中走出来，变得更为可爱。一个始终处于对抗状态的人是紧张的，而人性的美只是在放松中才得以展示。做一个阳光女人就要保证一份宽广的心境，这样你才不会在受到委屈时感到抑郁，你会以一种坦然的心态去欣赏生活中的一切。

乐观是心理养生的不老丹

乐观是一种积极向上的性格和心境，是女人心胸豁达的表现，是人际交往的重要基础，也是工作顺利的重要保证。乐观可以激发人的活力和潜力，解决矛盾，逾越困难。而悲观则是一种消极颓废的性格和心境，它使人悲伤、烦恼、痛苦，在困难面前一筹莫展，影响身心健康。

乐观的心态，会使一个女人的心理年龄永远年轻。那么，怎么才能让自己变得乐观起来呢？

（1）记住快乐的表情。每天照镜子时，要使你的脸上露出一个很开心的笑脸，挺起胸膛，深吸一口气，记住自己快乐的表情。

（2）微笑待人。要坚持微笑待人。俗话说，笑一笑，十年少。笑可以使肺部扩张，促进血液循环。

（3）学习运用幽默。幽默是能在生活中发现快乐的特殊的情绪表现，可以从容应付许多令人不快、烦恼，甚至痛苦、悲哀的事情。

（4）多听一些愉快的、鼓舞人心的音乐，有助于培养乐观的情绪。

（5）忘却不愉快的过去。忘却不愉快的经历和事情，培养广泛的兴趣，既可以充实生活，保持心情愉快，也可以化解紧张或不快的情绪。

（6）多参加有益的文体活动。培养活泼进取、开朗积极的生活态度，多参加有益的文体活动，在平凡稳定的生活中也可以谱写快乐的人生。

（7）学会自我满足。对环境和他人不要提出不切实际的非分要求，告诉自己快乐的核心是自我满足。

（8）自我暗示。当别人试图激怒你时，自我暗示：“我是一个豁达的人，一个胸如大海的人。”

（9）制定座右铭。每当出现紧张时，想想自己的座右铭，如“我是一个冷静的人”，然后进行自我放松。

（10）从事有益的娱乐与教育活动。观看介绍自然美景、家庭健康和文化活动的影碟。挑选电视节目及电影时，要看重它们的质量与价值，而不是仅凭其商业吸引力。

（11）量力而行。不要对自己过分苛求，应该把奋斗目标定在自己能力所及的范围之内，尽量使自己有完成目标的可能。这样，你的心情就会十分愉悦。

（12）表现出你的健康情况很好。在幻想、思考以及谈话中，应表现出你的健康情况很好的状态。每天对自己做积极的自言自语，不要老是想着一些小毛病，像伤风、头痛、擦伤、抽筋、扭伤，以及其他一些小外伤等。如果你对这些小毛病太过注意，它们将会成为你最好的朋友，经常来“问候”你。

（13）学会自我调节。学会自我调控情绪，排除不良情绪，让自己在愉快的环境中度过每一天。

（14）改变你的习惯用语。不要说“我真累坏了”，而要说“忙了一天，现在心情真轻松”；不要说“他们怎么不想想办法”，而要说“我知道我将怎么办”；不要说“为什么偏偏找上我”，而要说“考验我吧”；不要说“这个世界乱七八糟”，而要说“我要先把自己家里弄好”。

只有从挫折中爬起来，你才能恢复年轻

失败、挫折充斥着世界的每一个角落，有些人由于遭受挫折变得一蹶不振，而有些人变得更加强大。了不起的人往往能战胜挫折，从挫折中爬起来。

挫折可以看作是对人的一种锻炼，因为在受挫后，人的心理和生理上都会有变化。都会伴随着复杂的情绪反应，比如焦虑、紧张、烦恼、不安、恐惧、压抑、愤怒等，以及心理和生理活动的失衡。人对挫折的心理体验，专业人士称之为挫折感；人对挫折的抵抗力，称之为抗挫力。如果你能从挫折中走出来，会得到很好的提升。

遇到挫折，不应过度悲伤，应该学会坚强，攒足力量继续前进。俗话说，人生不如意十之八九。人们生活在社会中，总是存在一定的需要、欲望和期望。人的期望或欲望往往要超越现实条件而存在。由于现实条件的约束，在大多数情况下，挫折都不可避免。没有必要把挫折想象成人生的终点，失去信心。生活中还有很多美好的事物等待你去发现。桑兰就是这样一个姑娘，她遇到人生中最大的挫折时，选择以一种积极的态度去面对。

桑兰是一名著名的体操运动员，第四届友好运动会体操赛场的一次赛前训练，一次，桑兰的一个没有完成的手翻转体动作，导致她头部着地，中枢神经严重损伤，双手和胸部以下失去知觉。从她苏醒过来以后，她就没有流过一滴眼泪；从她重新面对公众的目光那一刻起，她的面容就永远浮现着灿烂的微笑。纯真的让人慨叹的微笑，征服了中国，

征服了世界。她不再是一名体操运动员，甚至她也不是一个一般意义上的高位截瘫的残疾人。瘫痪对于一个运动员来说是多大的打击啊，可她却能微笑地面对。

那么怎样去面对挫折呢？要用什么样的积极态度和方法，设法解决矛盾和冲突呢？以下几个建议，你不妨试试：

首先要在思想上树立正确的挫折观，不要悲观。遭受挫折，是人们认识世界和改造世界过程中的必然现象，任何人的成长过程中都不可避免地会遇到不同程度的挫折。要想战胜挫折，就要学会分析问题，找到失败的原因，然后去提高自己。

其次要学会控制好自己的情绪。挫折产生后，谁都会感到紧张、烦闷，行为也不免有些失常。在这种情况下，要有意识地运用心理防御机制，采取一些比较积极的间接反应方式，从而避免加重挫折或由挫折带来新的挫折，分散挫折的压力。不要把痛苦闷在心里，应当主动向老师、同学或亲友倾诉，争取别人的谅解、同情与帮助。借助他人的帮助也能早日走出挫折的阴影。

当自己实在是很绝望时，一定要控制好情绪，转移注意力，不能让这种情绪蔓延。遭受挫折后，一般人都会感觉度日如年，这时，要适当安排一些健康的娱乐活动，走到户外去呼吸大自然新鲜的空气。这些活动能使你的绝望感得到转移，心态变为积极。

不能改变当前的处境，就要试着去改变心情，以一个好的心情投入到生活中去。比如说换掉颜色黯沉的衣服，给自己精心地化个妆，出去和朋友吃一顿大餐，或者去商场给自己置办几件新衣服。年轻的特征就是不惧怕挫折，要想做个不老的女人，就要拥有年轻的心态。

淡泊是心理养生的免疫剂

淡泊，即恬淡寡欲，不追求名利。清末张之洞的养生名句是：“无求便是安心法。”当代著名作家冰心也认为“人到无求品自高”。这说明，淡泊是一种崇高的境界和心态，是对人生追求在深层次上的定位。有了淡泊的心态，就不会在世俗中随波逐流，追逐名利；就不会对身外之物而得之大喜，失之大悲；就不会对他人牢骚满腹，攀比嫉妒。淡泊的心态能使人处于平和的状态中，保持一颗平常心。

居里夫人天下闻名，但她既不求名也不求利。她一生获得各种奖金10次，各种奖章16枚，各种名誉头衔117个，而她却全不在意。

有一天，她的一位女朋友来她家做客，忽然看见她的小女儿正在玩英国皇家学会刚刚奖给她的那枚金质奖章。

女朋友大吃一惊，忙问：“居里夫人，能够得到一枚英国皇家学会的奖章是极高的荣誉，你怎么能给孩子玩呢？”

居里夫人笑了笑说：“我是想让孩子从小就知道，荣誉就像玩具，只能玩玩而已，决不能永远守着它，否则将会一事无成。”

作为一个女人，有淡泊的心态，就能看淡世事无常，静观花开花落，就能在平淡中陶冶自己，在淡泊中寻找自己。这样的女人才是精致有韵味的女人。

淡泊，是一种内心世界的质朴。在这样的质朴中，能平静自己的心态，淡泊繁华世界的喧嚣，能在平淡中做到宠辱不惊。

淡泊，是一种为人处世的态度。这种态度能使人在面对任何困难的时候都泰然处之，用一颗平常心淡然地看待这一切，能在淡泊喧嚣的同时，给自己找到一份心的超然。

淡泊，是一种宽宏大量的气度。这种气度是宽厚，是仁慈的大度。让自己的超然与洒脱、从容与镇定来为自己找一个淡泊的心境，让自己在平衡的心态里，品味出宽阔心中的内敛韵味，自然流露出女人的美丽。

淡泊，是一种内在的深度修养。在淡泊的熏陶中，能把自己培养成一个心理上健康、人格上健全、有修养、能宽容他人的人，也能让自己在淡泊的田园里畅游快乐的人生。

人生百态，五味俱全。在人生中保持一颗平常心，在平平淡淡中享受淡然的快乐，不倾慕声威，也不沮丧卑微，让淡泊和宁静作为自己的伴侣，一切都会变得坦然。

皱纹很难爬上自信女人的脸庞

岁月并不能让一个女人真正地老去，失去自信才是真正的杀手。自信对于女人来说是很重要的一种品性，如果你想做个美丽的女人，那么，请昂起你自信的头颅吧。

雅丽虽然已经50岁了，可是看起来还是非常年轻漂亮，穿着也十分时髦，大家都非常喜欢她。但是，这些优点雅丽自己却不知道，她只知道自己是一个50岁的女人了，自己的脸上已经有了很多的皱纹，自己已经不再年轻，人们喜欢她并和她聊天一定是出于对她的同情。

雅丽的看法存在着一个严重的谬误，在别人眼里雅丽却不是她想象的那样。雅丽因为对于年老的恐惧而对自己失去了信心。女人慢慢地老去往往是因为失去自信。

自信对于一个女人来说是极其重要的。性感女神钟丽缇说：“女人一定要自信、有幽默感，心态健康，其实开心最重要，这样才可以做到从内到外地美！”自信能让女人有一种不一样的吸引力，它可以让女人更坚强，更有勇气去面对生活中所遭遇的艰难困苦，在挫折面前不低头，坦然去面对。自信的女人坚信困难是可以克服的，这样她就会不断完善自己。

在这个世界上没有十全十美的人，每个人都有自己的优点和缺点，聪明的女人不会让缺陷带走自信，依然自信地生活工作。整天生活在自己的缺陷下，岂不是自己和自己过不去？

莉莉的皮肤很黑，为此她也极其苦恼，感到自卑。一天，几个白人小孩在公园玩。这时，一位卖氢气球的老人推着货车进了公园。那些白人小孩买了气球后都跑了，只剩下莉莉一个人站在那里。她用略带恳求的语气问道：“您能卖给我一个气球吗？”“当然可以，”老人慈祥地打量了她一下，温和地说，“你想要什么颜色的？”她鼓起勇气要了一个黑色的，老人感到非常吃惊。

她也像其他孩子一样，把那气球放飞了。老人一边看着上升的气球，一边用手轻轻地拍了拍她的后脑勺，说：“记住，气球能不能升空，不是因为它的颜色，而是因为气球内充满了氢气。人也是如此，我们不会因为皮肤的颜色和种族决定了一生的成就，你心中有没有自信才是能否成功的关键！”的确，什么时候也不能缺少自信，心中少了自信就很难放飞自己。

因此要正视自己的缺点，即使有缺陷也要自信。意大利著名影星索菲亚·罗兰说过：“不管别人怎么想的，你都必须以自己的方式相信，你是一个美丽的女人。为使自己美丽动人，女人必须自信。”索菲亚·罗兰是这么说的，也是这么做的。她刚进入电影行业时，导演曾经建议她做美容手术，把她的大嘴巴、大臀部改小一点，她坚决不干，认为这正是自己不同于别人的特点。成名以后，她的那些缺点反而成为了她的优点和特色。

千万不要觉得自己不够漂亮而不自信，容貌不是决定一个人美丽的唯一因素。尽管有不少男人有这样的想法，但是，更多的男人却不是这样想的，如果一个男人只注重你的外貌，那他就是肤浅的，你就让他走开。一个女人完全没有必要把自己的容貌看得过于重要，为自己的容貌感到自卑，因为容貌不是你的唯一资本，更不能长久保持住。

留住天真与童趣，会撒娇的女人永不老

撒娇是一种特殊的表达方式，会撒娇的女人看上去更可爱。会撒娇的女人，在男人眼里会更有魅力。女人的一个娇嗔、一个媚眼，往往会使男人心旌摇曳。撒娇是一种本领，一种技巧。懂得撒娇的人往往会更有福气，生活得更幸福。

冰冰就是一个极其会撒娇的女人。她虽然长相一般，可是很爱打扮自己，不爱做家务，她的丈夫比她小一岁，且身材魁梧，英俊潇洒。相貌平平的她却常常把她的老公哄得围着她转，做完家务还能心悦诚服地为她捶腿，很多人都觉得很难理解。有一次冰冰家里来了很多客人，她的丈夫就忙着倒水，冰冰对她丈夫娇嗔："给我也倒杯水吧，人家洗衣服都累死了，也不知道怜香惜玉！"丈夫笑答："你又不是客！"冰冰不干了，开始撒娇起来："我就想喝你亲手倒的水，怎么了？"丈夫还是笑而不动。于是，冰冰开始用美食引诱，暗示道："倒嘛！不然晚上的酸菜鱼可没有了哦！"她的丈夫没办法，便也给她倒了一杯。

一个会撒娇的女人是有福气的。比如很多女人，性格很强，对男人说话总是板起一副冷面孔，用命令的态度。"去把碗洗了！""把电脑关掉！""跟你说了多少次了，要把柜门关紧！"她总是用最直接的方

法处理问题，用生硬的口气命令男人，而忽略了男人的心理感受，即使男人听从了她的吩咐，心里也不一定是情愿的。女人就要学会一些撒娇的手段来征服男人。

不要觉得撒娇不好意思。撒娇也是女人的一种智慧。说到底，撒娇，其实也是一种温柔。撒撒娇，你会更女人。千百年以来，撒娇一直就是女人的天性，女人不一定要漂亮，但一定要会撒娇。因为会撒娇的女人可以春风化雨，可以化腐朽为神奇，即使再彪悍粗犷的男人在撒娇的女人面前也会垂下高傲的头。但是撒娇也要注意场合，不要什么场合都撒娇，有些场合就不适合撒娇。

首先，千万不要在公共场合撒娇。有时候，男人会带女人出席一些公共场合，例如周年晚会、饭局等，在这些地方所碰到的主要是和男人有公事关系的人，例如上司、生意伙伴等。此时此刻，男人需要的是一个出得大场面的女人，而不是一个不懂事的女人。这时候，你若撒娇就会有失体面，让人觉得恶心，而且也会让你的丈夫很没面子。

其次，千万不要在男人情绪不好的时候撒娇。如果男人睡眠不足，精神欠佳，或正专心思考重要事情时，女人最好识趣一点，不要打扰他。事实上，虽然撒娇是女性的武器之一，但在不适当的时候使用，就算是最高明的撒娇，亦只会惹来讨厌，徒令他增加对你的反感。男人不是每时每刻都会觉得你撒娇很可爱。

最后，一定要控制撒娇的度。正所谓物极必反，凡事不要做得太过，这绝对是为人处世的至理名言，就算是撒娇也一样。其实向男人撒娇，无非想让他用行动或言语来重视自己，如果他已有所表示，那你应该见好即收。如果过分撒娇会让男人认为你难服侍，以后你撒娇他也不会在意了。

你或许不是最漂亮的女人，但是撒娇能让你变得可爱。女人不是因为美丽而可爱，而是因为可爱而美丽。妻子在丈夫面前撒一番娇，顿时可激起爱的涟漪、情之浪花。所以，聪明的女人应该懂得撒娇。